全国基层名老中医

张伯刚

临证验方集

主　编　邹广文　张伯刚

副主编　张玲红　李淑文

编　委（排名不分先后）

石　秀　李　娜

翟荣荣　梁婷婷

刘晓楠

山西出版传媒集团　山西科学技术出版社

自　序

　　我出生于中医世家。家父张子宜是当地有名的老中医，他或是求教于杏林耆宿贤达，虚心学习；或是苦读于青灯黄卷之下，揣测医理；或是往返于乡间病家，诊治病症，深得民众信赖。父亲总结数十年临床经验，研讨数百种方剂，读书笔记达数百万字，著有《四言医学捷要》一书。我自小深受父亲熏陶，从父亲那里学到了不少传统医学知识。父亲用心血和汗水培育了我，他的优良传统和作风是我从医和为人的指路明灯。

　　我和妻子刘玉娥都是从事医务工作的，为了继承和发扬中华医学的宝贵财富，我们把父亲从医数十年的临床经验进行了整理，结合我和妻子在临床实践中的经验积累，并通过反复验证，对确有疗效具备推广价值的内容整理成册，取名为《串雅拾遗》。该书的方剂部分对内科、妇产科、皮肤科、肿瘤科等均有涉猎。《张伯刚临证验方集》的前半部分内容均摘自于《串雅拾遗》。

2005年我有幸被评为"全国基层名老中医"，并在我院领导的大力支持下成立名老中医工作室，带领多名青年医师学习中医、传承中医。所幸年轻人满腔热忱，功底深厚，临证审疾，耐心细致，在师徒传承中精心总结了40个验案，成为《张伯刚临证验方集》的第二部分内容。

我们编写这本书的目的，仅仅是为了给同道们提供一些参考资料，便于我们交流学习，绝没有要同道们效法师从的意思。

由于我们知识水平有限，所以尽管在编写过程中做了最大努力，但不妥之处仍在所难免。诚恳希望专家及广大读者指瑕赐教，我们表示衷心感谢。

张伯刚

目　录

第一部分　张伯刚家传效验方

第二部分　张伯刚验案选

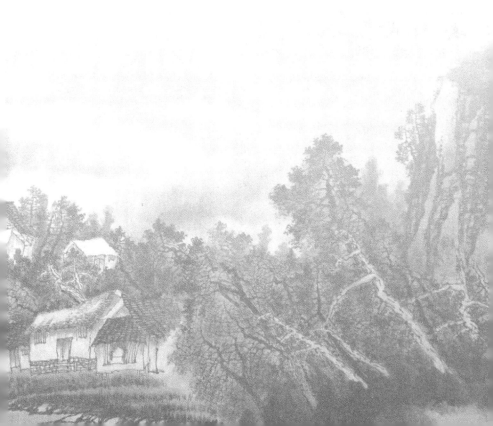

第一部分

张伯刚家传效验方

第一章 内科

第一节 呼吸系统疾病

一、感冒

1. 流感高热

【处方】赤茯苓 18g　荆芥 6g　防风 9g

　　　　金银花 15g　苏梗 9g　薄荷 9g

　　　　鲜芦根 30g　石斛 9g　连翘 15g。

【制法】水煎。

【用法】每日 1 剂，分 2 次服用。

【处方】连翘 18g　金银花 18g　防风 6g

　　　　木通 6g　荆芥穗 9g　黄芩 12g

　　　　甘草 6g　清半夏 6g。

【制法】水煎。

【用法】每日 1 剂，分 2 次服。

2. 感冒

【处方】谷子 1 把。

【制法】用水煎，待谷子开花即成。

【用法】临卧喝 1 盅，发汗即愈。

二、咳嗽

1. 急性气管炎

【处方】胡桃肉 15g　制杏仁 15g　冰糖 9g
　　　　生蜂蜜 15g。

【制法】以上各药混合捣烂。

【用法】每晚开水冲服 9g。

【处方】桔梗 9g　川贝母 6g　制杏仁 9g
　　　　前胡 6g　僵蚕 3g。

【制法】水煎。

【用法】每日 1 剂，分 2 次服。

【处方】射干 6g　　五味子 9g　麻黄 3g
　　　　紫菀 9g　　冬花 6g　　姜半夏 6g
　　　　炙杏仁 9g　川贝母 6g　桑白皮 9g
　　　　生石膏 6g　生姜 3 片为引。

【制法】水煎。

【用法】每日1剂，分2次服。

2. 慢性气管炎

【处方】党参12g　百部3g　　川贝母3g

　　　　知母3g　　肉桂3g　　白胡椒1g

　　　　川朴3g　　生黄芪12g　炙杏仁6g

　　　　干姜3g　　甘草3g　生姜3片、枣2枚

　　　　为引。

【制法】水煎。

【用法】每日1剂，分2次服。

【处方】小茴香6g　炙杏仁10g　陈皮6g

　　　　海藻8g　　贝母10g。

【制法】水煎。

【用法】每日1剂，分2次服。

【处方】当归6g　川芎6g　炙杏仁6g　茯苓6g

　　　　青果6g　贝母6g　炙桑白皮6g

　　　　五味子6g　甘草3g　冰糖6g为引。

【制法】水煎。

【用法】每日1剂，分2次服。

【处方】蛤蚧1对　　冬虫夏草30g　　白前30g
　　　　党参30g　　五味子18g　　　夏枯草18g。

【制法】烘干，共为细末。

【用法】每次服9g，每日服2次。

【处方】炙麻黄6g　炙杏仁6g　　冬花9g
　　　　姜半夏5g　桑白皮6g　　炒苏子6g
　　　　黄芩5g　　白果仁6g
　　　　生姜3片为引（治咳嗽气喘）。

【制法】水煎。

【用法】每日1剂，分2次服。

【处方】百合30g　　　白及60g　　寸冬15g
　　　　冬花15g　　　蛤粉30g　　紫菀15g
　　　　三七粉15g　　阿胶15g　　黄芪30g。

【制法】共为细末。

【用法】每日服3次，每次服5g。上述方剂中，
痰多者，加大贝母15g、牡蛎30g；咳嗽剧者，加姜
半夏15g、南天竹15g；咳血多者，加阿胶、三七粉
至1倍量，另加炒蒲黄15g；气虚者，加人参15g、
五味子15g。

　　此方治支气管扩张。

【处方】白芥子 9g　轻粉 9g　白芷 9g。

【制法】共为细末，蜜调做饼贴于第 3 胸椎处（即身柱穴处）。

【用法】外贴。

【处方】槐米 7g　薏苡仁 7g　白胡椒 7g
　　　　桃仁 7g　杏仁 7g。

【制法】烘干研为细末，调成糊状。

【用法】男左女右贴脚心，干时更换。

【处方】莱菔子 9g　白茅根 9g　冰糖 30g。

【制法】水煎。

【用法】每日 1 剂，分 2 次服。

【处方】炙麻黄 6g　炙杏仁 18g　五味子 6g
　　　　全蝎 3g　甘草 6g。

【制法】共为细末。

【用法】上药分 6 次服，每日 3 次。

【处方】川贝母 5g　橘红 5g　冰糖 6g
　　　　川芎 3g　青皮 3g　陈皮 5g
　　　　桑白皮 5g　茯苓 5g　五味子 5g

当归 6g　　甘草 3g　生姜 3 片为引。

【制法】水煎。

【用法】每日 1 剂，分 2 次服。

【处方】贝母 6g　桔梗 6g　　紫菀 6g　冬花 6g
　　　　白前 6g　旋覆花 6g　杏仁 6g　甘草 3g
　　　　陈皮 5g。

【制法】水煎。

【用法】每日 1 剂，分 2 次服。

三、哮喘

【处方】炙麻黄 7g　射干 6g　细辛 3g
　　　　冬花 6g　　紫菀 6g　姜半夏 5g
　　　　五味子 6g　生姜 3 片、枣 2 枚为引。

【制法】水煎。

【用法】每日 1 剂，分 2 次服。

【处方】千金定喘汤：
　　　　炙麻黄 5g　炙杏仁 6g　苏子 3g
　　　　黄芩 5g　　桑白皮 6g　冬花 6g
　　　　白果 7 个　姜半夏 5g　橘红 3g
　　　　甘草 3g。

【制法】水煎。

【用法】每日 1 剂，分两服。

【处方】炙麻黄 9g　炙桑皮 9g　炙米壳 6g
　　　　生石膏 6g　炙杏仁 9g　陈皮 6g
　　　　生姜 3 片为引。

【制法】水煎。

【用法】每日 1 剂，分 2 次服。禁食猪肉、烟、酒。

说明：米壳即罂粟壳。

【处方】炙麻黄 150g　炒五味子 150g
　　　　炙米壳 120g　杏仁 120g　核桃仁 60g
　　　　炒干姜 30g　法半夏 60g。

【制法】共为细末，蜜为丸，每丸 9g。

【用法】每日 2 次，每次服 1 丸。

【处方】人参 3g　佛手 9g　杏仁 15g　远志 9g
　　　　天冬 9g　寸冬 9g　地龙 9g　白前 9g
　　　　黄芩 9g　党参 15g。

【制法】水煎。

【用法】每日 1 剂，分 2 次服。

此方治老年喘促有效。

【处方】炙麻黄 6g　杏仁 6g　厚朴 6g　陈皮 5g

　　　　柴胡 5g　　苏叶 3g　甘草 3g。

【制法】水煎。

【用法】每日 1 剂，分 2 次服。

【处方】蛤蚧 1 对　女贞子 9g　枸杞 9g

　　　　石斛 9g　　冬花 6g　　紫菀 6g

　　　　百部 6g　　青皮 5g。

【制法】水煎。

【用法】每日 1 剂，分 2 次服。

四、咳血

【处方】栝楼仁　青黛　诃子　海蛤粉　栀子
各等分。

【制法】共为末，以蜜为丸。

【用法】含化。

【处方】白术 5g　　陈皮 5g　川贝母 3g

　　　　白芍 3g　　桃仁 3g　桑白皮 3g

　　　　甘草 18g　焦栀子 3g。

【制法】水煎。

【用法】每日 1 剂，分 2 次服。

【处方】紫菀 60g　　党参 60g　　寸冬 30g

　　　　桔梗 30g　　茯苓 30g　　阿胶 30g

　　　　川贝母 30g　五味子 3g　　炙甘草 3g。

【制法】共为散。

【用法】每次服 9g，每日 2 次。

【处方】白及 30g　黄芩 12g　鲜茅根 30g

　　　　甘草 12g。

【制法】水煎。

【用法】每日 1 剂，分 2 次服。

五、肺病

1. 肺脓肿

【处方】丝瓜壳 6g　桔梗 6g　　花粉 6g

　　　　浙贝母 6g　知母 6g　　连翘 9g

　　　　莲子心 3g　寸冬 6g　　芦根 12g

　　　　甘草 3g。

【制法】水煎。

【用法】每日 1 剂，分 2 次服。服 10 剂最好。

【处方】生黄芪 9g　炙知母 9g　金银花 15g

　　　　炒牛子 9g　连翘 9g　　贝母 9g

冬瓜子 9g　桃仁泥 9g。

【制法】水煎。

【用法】每日 1 剂，分 2 次服。

【处方】生地 24g　　元参 18g　　当归 9g

　　　　大寸冬 9g　　白芍 9g　　　桔梗 3g

　　　　川贝母 6g　　二花 9g　　　连翘 9g

　　　　花粉 9g　　　生乳香 6g　　生没药 6g

　　　　天竺黄 9g　　黄芩 6g　　　甘草 3g。

【制法】水煎。

【用法】每日 1 剂，分 2 次服。煎服多剂即愈。

本方治慢性肺脓肿，除湿化瘀，生新补肺，解毒镇咳，久服不伤胃。

【处方】桔梗 6g　　薏苡仁 15g　　黄芪 3g

　　　　贝母 5g　　葶苈子 3g　　　白及 3g

　　　　橘红 9g　　人参 3g　　　　二花 3g

　　　　甘草 5g。

初病，去黄芪，加防风；溃疡，加人参；溃而久不收者，加合欢皮；痰液腐败者，加败酱草、沙参，有扶正、祛腐、生肌之作用。

【制法】水煎。

【用法】每日 1 剂，分 2 次服。

【处方】阿胶珠 3g　人参 3g　紫菀 3g

五味子 3g　知母 3g　贝母 3g

炙甘草 3g　桔梗 5g　茯苓 3g。

【制法】水煎。

【用法】每日 1 剂，分 2 次服。

本方有润肺止咳、祛痰止血、补虚退蒸的功效。

【处方】桔梗 15g　贝母 15g　巴豆霜 0.15g。

【制法】水煎。

【用法】每日 1 剂，分 2 次服。

此方为体实气壮者用之，治肺痈神效药，有祛痰利气、止咳排脓之效。

【处方】苇茎 18g　薏苡仁 15g　桃仁 6g

栝楼 10g。

本方为治肺坏疽有效方。

【制法】水煎。

【用法】每日 1 剂，分 2 次服。

用于初期脉有力者。

【处方】桔梗 15g　贝母 12g　杏仁 12g

花粉 12g　白芥 9g　　生姜 3g

甘草 3g。

【制法】水煎。

【用法】每日 1 剂，分 2 次服。

本方用于肺坏疽无高热、胸痛者。

【处方】薏苡仁 12g　制附子 3g　败酱草 14g。

【制法】水煎。

【用法】每日 1 剂，分 2 次服。

本方用于肺坏疽之胸痛、体虚者。

【处方】桔梗 1g　贝母 1g　巴豆 0.1g。

【制法】共为末。

【用法】治疗肺坏疽，顿服 3g。

2. 肺水肿

【处方】人参 6g　当归 6g　川芎 6g　白术 6g

枳壳 6g　杭芍 6g　厚朴 6g　栝楼仁 6g

鹿茸 3g　陈皮 6g　木香 6g　玉片 6g

薄荷 3g　远志 6g　沉香 6g　柴胡 6g

茯苓 6g　百合 3g　山药 6g　防风 6g。

【制法】共为细末，蜜为丸，每丸 6g。

【用法】每日 1 丸，每日 3 次。

3. 肺气肿

【处方】苏子 6g　姜半夏 6g　厚朴 6g　前胡 5g
　　　　当归 6g　甘草 5g　　生姜 3g。

咳血，加焦芥穗、侧柏叶；痰多，加薏苡仁、贝母；胸痛，加桂枝、薤白、菖蒲。

【制法】水煎。

【用法】每日 1 剂，分 2 次服。

4. 肺炎

【处方】炙麻黄 6g　生石膏 24g　炙杏仁 9g
　　　　白茅根 30g　甘草 6g。

【制法】水煎。

【用法】每日 1 剂，分 2 次服。

【处方】生地 30g　地骨皮 30g　桑白皮 30g
　　　　前胡 6g　　炙杏仁 9g　生石膏 15g
　　　　生甘草 6g。

【制法】水煎。

【用法】每日 1 剂，分 2 次服。

第二节　消化系统疾病

一、胃脘痛

1. 寒痛

【处方】良姜（醋炒）9g　香附 9g　肉桂 5g
　　　　乌贼骨 15g。

【制法】共为细末。

【用法】每次 3g，每日 2 次，开水冲服。

【处方】荔枝核 3g　木香 2g。

【制法】焙干，为细末。

【用法】开水冲服。

2. 热痛

【处方】栝楼皮 12g　黄连 3g　法半夏 6g。

【制法】水煎。

【用法】每日 1 剂，分 2 次服。

【处方】蒲公英 12g　川楝子 9g　麦芽 9g
　　　　蒲黄炭 5g　乌贼骨 9g　栝楼 12g
　　　　枳实 5g　　　良姜 1g　　甘草 3g
　　　　五灵脂（炒）3g。

【制法】水煎。

【用法】每日 1 剂，分 2 次服。

【处方】葛花 9g　白蔻仁 3g　黄连 3g。

【制法】水煎。

【用法】每日 1 剂，分 2 次服。

【处方】鸡蛋壳。

【制法】洗净，去内衣，瓦上焙成黄色，为细末。

【用法】开水冲服，每次 6g，每日分 2 次服。

【处方】枯矾 12g　乌贼 30g。

【制法】均为细末，用蜂蜜调之。

【用法】每次服 3g，每日 2 次。

以上两方为治吐苦酸水者。

3. 郁结痛

【处方】香附　姜黄　甘草各等分。

【制法】研末。

【用法】盐汤送服。每次 9g，每日 2 次。

【处方】五灵脂 3g　蒲黄 1.5g。

【制法】共为细末。

【用法】开水冲服。

【处方】白茅根 30g　藕节 15g。

【制法】水煎，加韭汁少量。

【用法】每日 1 剂，分 2 次服。

治胃出血。

二、急、慢性胃炎

【处方】苍术 9g　川朴 6g　　陈皮 6g

　　　　甘草 5g　姜半夏 9g　藿香 5g

　　　　生姜 5 片、枣 3 枚为引。

【制法】水煎。

【用法】每日 1 剂，分 2 次服。

治急性胃炎。

【处方】丁香 5g　附子 3g　　茯苓 12g

　　　　黄连 4g　吴茱萸 4g　枳壳 6g

　　　　甘草 5g　瓦楞子（煅）6g。

【制法】水煎。

【用法】每日 1 剂，分 2 次服。

治呕吐、吞酸。

【处方】川朴 30g　黄连 30g　香薷 60g
　　　　甘草 9g。

转筋，加木瓜。

【制法】研末，混均。

【用法】每次煎服 12g，冷服。

此方治吐泻。

三、胃、十二指肠溃疡

【处方】甘草、海螵蛸各等分。

【制法】共为细末。

【用法】饭前服 10g，多服即愈。

【处方】炙乳香 8g　炙没药 8g　川黄连 5g
　　　　制香附 6g　海螵蛸 9g　川楝子 6g
　　　　木香 5g　　元胡 6g　　台乌 6g。

【制法】水煎。

【用法】每日 1 剂，分 2 次服。

【处方】当归 15g　白芍 15g　沙参 9g
　　　　麦冬 12g　枸杞 12g　川楝子 9g

熟地 9g　　二花 15g　黄芪 15g

甘草 15g。

病重者，二花、黄芪增至 30g；普通剂，可加乳香、浙贝母各 6g；不见效，加川芎 9g、赤石脂 6g、白芷 5g；吐酸，加吴茱萸 3g、焦栀子 12g；呕吐，加姜半夏 9g；便血，加没石子 12g，旱莲草 9g。

【制法】水煎。

【用法】每日 1 剂，分 2 次服。

【处方】生甘草 30g　香附 6g　紫苏 9g

陈皮 9g　　　砂仁 6g　生牡蛎 9g

海螵蛸（去壳研细另包）9g。

胃部痛，加乳香 9g、没药 9g、白芍 9g；呕吐甚，加连翘 9g；胃寒加吴茱萸 6g。

【制法】水煎。

【用法】每日 1 剂，分 2 次服。

如身浮肿立即停服。

【处方】乌贼骨 120g　苍术 15g　川朴 15g

大贝母 60g　　陈皮 15g　茯苓 15g

姜半夏 6g　　　木香 5g　　砂仁 6g

杏仁泥 30g　　乳香 9g　　没药 15g

神曲 9g　　白及 9g　生姜 6g 为引。

呕吐剧烈者，用伏龙肝 120g；便血者，加三七末冲服；胃脘痛向上放射并背痛者，可加栝楼、薤白；便秘者，加栝楼仁、火麻仁、肉苁蓉等；轻者用散剂。

【制法】水煎。

【用法】每日 1 剂，分 2 次服。

【处方】乌贼骨 26g　象贝母粉 5g。

【制法】混合为粉。

【用法】每次服 3g，每日服 3 次，饭前服。

【处方】党参 12g　　白术 9g　　杭白芍 9g

　　　　白及 9g　　甘草 15g　乌贼骨 15g。

泛酸多者，加左金丸、煨益智仁；疼痛剧烈者，加甘松、木香；呕血或大便有隐血者，加仙鹤草、乳香珠、白柿霜；大便秘结者，加栝楼仁、蜂蜜。

经验：吐而渴欲饮水者，给茯苓泽泻汤（茯苓、泽泻、白术、桂枝、甘草、生姜）；心腹杂痛、腹壁紧张、腹直肌拘挛者，给柴胡桂枝汤（柴胡、桂枝、白芍、人参、黄芩、姜半夏、甘草、生姜、大枣）；胃中不和、心下痞硬、干呕口臭、腹中雷鸣，给生姜泻心汤（人参、黄连、黄芩、姜半夏、甘草、生姜、大枣）；胃中幽门狭窄，小儿生后两个月有顽固呕吐，胃部膨隆，蠕动活泼，便秘尿利，极度羸瘦，预后不良，给大建中汤可愈（大建中汤：蜀椒6g、干姜12g、人参60g，饴糖为引）；胃痉挛者，给参连汤（人参1.5g、黄连2.4g、吴茱萸3g），泡剂服用。

【制法】水煎。

【用法】每日1剂，分2次服。

【处方】海螵蛸9g　大贝母5g　阿胶9g
　　　　陈皮9g　　　木香9g　　黄连9g
　　　　山药9g　　　茯苓9g　　甘草6g
　　　　鸡内金9g　　半夏9g。

大出血，可加党参9g、当归9g、黄芪9g、枣仁9g。

【制法】水煎。

【用法】每日1剂，分2次服。

【处方】海螵蛸9g　白及9g。

【制法】共为细末，分为6包。

【用法】饭后2小时服1包，多次服。

四、萎缩性胃炎

【处方】白蔻仁 10g　白芍 15g　白术 10g

鸡内金 10g　乌梅 20g　枳壳 10g

炙甘草 6g。

脾虚，加党参、茯苓；胃阴不足，加党参、寸冬；有热，加黄连、二花；痰湿，加陈皮、姜半夏；病检有上皮细胞化生者，加白花蛇舌草、半枝莲。

【制法】水煎。

【用法】每日 1 剂，分 2 次服。

【处方】丹参 30g　白芍 50g　龙葵 30g

炙甘草 5g　细辛 3g　砂仁 3g

炙乳香 3g　失笑散（包）18g。

腹胀者，加陈皮、大腹皮；嘈杂，加瓦楞子、乌梅。

【制法】水煎。

【用法】每日 1 剂，分 2 次服。

五、急、慢性肠炎

【处方】苍术 9g　白术 9g　陈皮 6g　川朴 6g

甘草 6g　扁豆 12g　泽泻 5g　猪苓 6g

　　茯苓 6g　肉桂 3g　　车前子 15g

　　薏苡仁 15g　大枣 5 枚。

呕吐者，加藿香、砂仁。

【制法】水煎。

【用法】每日 1 剂，分 2 次服。

【处方】猪骨（烧灰）45g　焦地榆 60g

　　焦山楂 60g　神曲 30g　炒麦芽 15g。

【制法】水煎。

【用法】每日 3 次，每次 9g。

治腹泻、痢疾、肠风下血。

【处方】黄连、车前草。

【制法】黄连研细为末。车前草 30g，水煎，用
此水冲服黄连末 2g。

【用法】每日 1 剂，分 2 次服。

【处方】党参 9g　白术 9g　干姜 5g　炙甘草 5g

　　黄连 6g　茯苓 9g　石榴皮 30g。

腹胀痛，加木香、吴茱萸、青皮、白芍，以疏
理肝气；里急后重，加枳实、莱菔子、建曲，以通
腑导滞；脓血便，加黄芩、秦皮，以清腑热；脓血

消失后，可加五味子、诃子。

【制法】水煎。

【用法】每日 1 剂，分 2 次服。

六、痢疾

【处方】生白芍 18g　白头翁 12g　二花 15g

　　　　黄芩 10g　葛根 6g　当归 9g　川朴 6g

　　　　枳壳 6g　玉片 9g　甘草 6g　肉桂 2g。

【制法】水煎。

【用法】每日 1 剂，分 2 次服。

【处方】当归 9g　白芍 12g　黄芩 9g　黄连 6g

　　　　肉桂 3g　玉片 9g　川朴 6g　枳壳 6g

　　　　青皮 6g　木香 6g。

【制法】水煎。

【用法】每日 1 剂，分 2 次服。

【处方】白头翁 9g　秦皮 9g　黄连 6g

　　　　黄柏 5g。

【制法】水煎。

【用法】每日 1 剂，分 2 次服。

【处方】白头翁 6g　秦皮 5g　　川连 5g
　　　　黄柏 5g　　石莲子 6g　焦山楂 9g
　　　　木香 3g　　归尾 6g。

【制法】水煎。

【用法】每日 1 剂，分 2 次服。

【处方】二花 30g　玉片 15g　山楂 9g　砂仁 3g
　　　　焦山楂 9g。

【制法】水煎。

【用法】每日 1 剂，分 2 次服。

【处方】白头翁 15g　黄连 6g　阿胶 10g
　　　　赤芍 9g　　　黄芩 6g　地榆 9g
　　　　甘草 6g。

治赤痢。

【制法】水煎。

【用法】每日 1 剂，分 2 次服。

【处方】胡黄连 15g　白头翁 15g　乌梅 9g
　　　　焦山楂 30g。

【制法】水煎。

【用法】每日 1 剂，分 2 次服。

【处方】鸦胆子 12 粒。

【制法】为细末，装入胶囊内。

【用法】每日 12 粒，分 3 次服。

治疗阿米巴痢疾。鸦胆子，别名苦参子。

【处方】淮山药 60g　石榴皮 15g。

【制法】水煎。

【用法】每日 1 剂，分 2 次服。

治疗久痢。

【处方】石莲肉 9g　黄连 3g　木香 3g　党参 9g
　　　　陈小米 12g。

【制法】水煎。

【用法】每日 1 剂，分 2 次服。

【处方】龙井茶（上等好茶）60g　大蒜 1 头。

【制法】大蒜捣成糊状，与茶叶同放壶内用开水泡开。

【用法】频频饮之（四五日可愈）。

七、溃疡性结肠炎

【处方】五倍子　枯矾　乳香　没药　川连　青

黛各 30g。

【制法】上药放砂锅内，放水 1300ml，煎至 400ml。

【用法】上药水保留灌肠。

【处方】白头翁 9g　五倍子 3g　川连 6g

　　　　黄柏 6g　　赤石脂 9g　姜炭 3g

　　　　当归 6g　　甘草 2g。

大便血多，加地榆 15g、槐花 15g；黏液多，加乳香 6g、没药 6g；脓多，加连翘 15g；久泻，加肉豆蔻 6g、诃子 6g；体弱，加人参、黄芪、五味子；腹痛，加元胡 9g、白芷 6g、米壳 3g。

【制法】水煎。

【用法】每日 1 剂，分 2 次服。

【处方】党参 15g　白术 9g　　炙甘草 6g

　　　　陈皮 3g　　巴戟 9g　　枸杞 9g

　　　　炙黄芪 12g　升麻 6g　　赤石脂 15g

　　　　生枣仁 6g　石榴皮 9g　龙眼肉 6g。

【制法】水煎。

【用法】每日 1 剂，分 2 次服。

此方治疗过敏性结肠炎。

八、其他胃肠病

1. 胃酸过多症

【处方】苍术 9g 　　　姜半夏 6g 　茯苓 9g

　　　　煅瓦楞子 9g 　石决明 6g 　滑石 6g

　　　　川黄连 3g 　　吴茱萸 3g 　砂仁 3g

　　　　牡蛎 9g。

【制法】水煎。

【用法】每日 1 剂，分 2 次服。

【处方】红豆蔻 9g 　连翘 9g 　黄连 5g

　　　　鸡内金 3g。

【制法】水煎。

【用法】每日 1 剂，分 2 次服。

【处方】川黄连 3g 　吴茱萸 3g 　红豆蔻 6g

　　　　鸡内金 6g。

【制法】水煎。

【用法】每日 1 剂，分 2 次服。

【处方】牡蛎 9g 　元胡 9g 　桂枝 6g 　茴香 5g

　　　　砂仁 3g 　良姜 2g 　甘草 3g。

【制法】水煎。

【用法】每日 1 剂，分 2 次服。

【处方】海螵蛸 30g　姜半夏 6g。
【制法】共为细末。
【用法】每日 3 次，每次 5g，开水冲服。

2. 胃扩张
【处方】苍术 6g　厚朴 6g　　陈皮 5g
　　　　香附 9g　姜半夏 6g　藿香 5g
　　　　砂仁 5g　茯苓 6g　　甘草 5g。
【制法】水煎。
【用法】每日 1 剂，分 2 次服。

3. 心下嘈杂（胃部嘈杂）
【处方】白术 120g　川黄连 30g　橘红 30g。
【制法】神曲糊丸。
【用法】早、晚各服 6g。

【处方】吴茱萸 9g　茯苓 30g　黄连 15g
　　　　白术 30g　独活 21g。
【制法】为末，神曲糊为丸，每丸 6g。
【用法】早、晚各服 1 丸。

4.胃下垂

【处方】黄芪 9g　白术 9g　陈皮 6g　白芍 6g

　　　　干姜 5g　枳实 3g　茯苓 9g　麦芽 6g

　　　　姜半夏 6g　砂仁 5g　炙甘草 5g。

【制法】水煎。

【用法】每日 1 剂，分 2 次服。

5.习惯性便秘

【处方】当归 15g　　川芎 6g　　杭白芍 9g

　　　　熟地 12g　　杏仁 9g　　桃仁 9g

　　　　柏子仁 12g　胡麻仁 12g　郁李仁 9g

　　　　黑芝麻 12g。

【制法】水煎。

【用法】每日 1 剂，分 2 次服。

九、呃逆

【处方】柿蒂　代赭石　广木香　竹茹　陈皮
各 5g。

【制法】共为细末，分为 3 份，每份加鸡蛋 1
个、蜜糖 5g。

【用法】开水冲服，每日 3 次，1 次 1 份。
治顽固性呃逆。

【处方】上等烧酒 5g　新汲水 5g。

【制法】兑在一起。

【用法】发作日服 3 次。

【处方】公丁香 6g　柿蒂 9g。

热加川连，寒加干姜。

【制法】水煎。

【用法】每日 1 剂，分 2 次服。

【单方】生姜煎汤冲服花椒面 1 撮。

【单方】枇杷叶 9g　刀豆子 3g，煎服。

十、急性胰腺炎

【处方】大黄 9g　　枳壳 6g　　黄连 6g

　　　　二花 15g　元胡 9g　　金铃子 9g。

呕吐，加陈皮 9g、竹茹 9g；高热，加石膏 30g、知母 9g；痛剧，加乳香、没药各 6g；黄疸，加茵陈 30g、栀子 9g。

【制法】水煎。

【用法】每日 1 剂，分 2 次服。

另配元明粉 9g，分 2 次冲服。

十一、胆囊病

1. 胆囊炎

【处方】元胡粉 6g   柴胡 5g   黄芩 6g

　　　　炙甘草 6g   枳壳 9g   升麻 6g

　　　　败酱草 10g   郁金 6g。

黄疸，加茵陈、栀子、茯苓、桃仁；热盛，加龙胆草、二花、连翘；痰滞，加川朴、陈皮、姜半夏；腹胀，加香附、川芎、木香；脾虚，加党参、白术，去元明粉；疼痛，加元胡、川楝子、炙乳香、炙没药；胆道蛔虫，加乌梅丸；胆结石，加鸡内金、金钱草。

【制法】水煎。

【用法】每日 1 剂，分 2 次服。

【处方】姜半夏 6g   茵陈 21g   柴胡 5g

　　　　鸡内金 9g   川军 9g   枳实 6g

　　　　焦栀子 3g   黄芩 6g   杭芍 6g

　　　　元明粉 3g   郁金 6g。

【制法】水煎。

【用法】每日 1 剂，分 2 次服。

【处方】茵陈 30g   黄柏 15g   木香 6g

金钱草 30g。

【制法】水煎。

【用法】每日 1 剂，分 2 次服。

【处方】茵陈 30g　郁金 9g　姜黄 9g。

【制法】水煎。

【用法】每日 1 剂，分 2 次服。

【处方】香附 15g　乌药 9g。

【制法】水煎。

【用法】每日 1 剂，分 2 次服。

【处方】柴胡 6g　金铃子 9g　枳实 9g
　　　　青皮 6g。

【制法】水煎。

【用法】每日 1 剂，分 2 次服。

2. 胆结石

【处方】木香 6g　黄连 6g　黄芩 6g　大黄 6g
枳壳 6g。

发黄，加茵陈、郁金；便秘，加元明粉。

【制法】水煎。

【用法】每日 1 剂，分 2 次服。

此方亦可治疗胆囊炎。

【处方】郁金粉 0.2g　火硝粉 0.3g　甘草粉 0.1g

　　　　滑石粉 0.6g　白矾粉 0.16g。

【制法】混合为细末。

【用法】每日 1 剂，分 3 次冲服。

可连续服 15~30 日。孕妇忌服，小儿酌减。

【处方】郁金 12g　茵陈 12g。

【制法】水煎。

【用法】每日 1 剂，分 2 次服。饭后服 1 次。

饭前服风化硝 15g。连服 4 日，其大便排出胆石即愈。

【处方】大黄 6g　黄连 6g　黄芩 6g。

【制法】水煎。

【用法】每日 1 剂，分 2 次服。

于炎症期服。

【处方】硝石 15g　黑矾 30g　郁金 30g

　　　　丹参 30g。

【制法】共为细末。

【用法】每服 6g，每日 2 次，茵陈汤送下。分
2 次服。

【处方】当归 9g　白芍 9g　柴胡 6g　炙甘草 3g
　　　　元胡 9g　郁金 6g　香附 9g　金铃子 9g
　　　　茯苓 9g　丹皮 9g。
【制法】水煎。
【用法】每日 1 剂，分 2 次服。
此方治疗胆绞痛。

十二、虫症

1. 胆道蛔虫
【处方】乌梅 9g　川连 3g　川椒 9g　藿香 3g
　　　　玉片 6g　白矾 1.5g 为引。
【制法】水煎。
【用法】每日 1 剂，分 3 次服。本方名安蛔散。

【处方】乌梅 9g　川椒 5g　细辛 3g　附子 3g
　　　　黄柏 5g　党参 9g　川连 3g　干姜 6g
　　　　当归 9g　桂枝 6g。
【制法】水煎。
【用法】每日 1 剂，分 2 次服。

【处方】乌梅 15g　川椒 3g　玉片 9g　黄连 3g

　　　　干姜 3g。

【制法】水煎。

【用法】每日 1 剂，分 2 次服。

2. 肠寄生虫

【处方】南瓜子 90g　玉片 60g　硫酸镁 25g。

【制法】南瓜子去皮压碎、玉片水煎待用。

【用法】先将南瓜子空腹食下，2 小时后，服玉片煎剂，再过 0.5 小时用开水送下硫酸镁。

【处方】广木香 21g　玉片 30g　雷丸 9g

　　　　使君子 9g　酒军 9g。

【制法】水煎。

【用法】绝食 3 顿，所煎药 1 次服下，2 小时后即有效。

【处方】玉片 90g　厚朴 12g　大黄 12g

　　　　枳实 9g。

【制法】水煎。

【用法】2 次煎药混合一处，早晨空腹时服 3/5，停 1 小时后服完。

治绦虫。

【处方】玉片 60g　石榴皮 9g　贯仲 12g。

【制法】水煎。

【用法】2 次煎药，1 次服完。

【处方】玉片 15g　使君子 15g。

【制法】水煎。

【用法】清晨空腹服。

治蛔虫。

【处方】南瓜子 15g　石榴皮 9g　乌梅 3 个。

【制法】水煎。

【用法】每日 1 剂，分 2 次服。

【处方】醋　水等量。

【制法】两样混合。

【用法】成人，混合液 80ml 保留灌肠；小儿，混合液 30ml 保留灌肠。

治蛲虫。

【处方】玉片 12g　花椒 6g　使君子 12g

乌梅 9g　　芒硝 9g。

【制法】水煎。

【用法】晚饭前 1 次煎服。1 月后再服 1 次。

【处方】百部 30g。

【制法】水煎成 300ml。

【用法】用棉球蘸药塞入肛门内 3cm 处。

【处方】南瓜子 45g。

【制法】南瓜子捣碎，开水泡。

【用法】连服 6 日，每晚 1 次。

【处方】当归 30g　　鳖甲 39g　雷丸 9g

　　　　地粟粉 20g　茯苓 9g　　建曲 9g

　　　　白矾 9g　　　车前子 15g。

【制法】水煎。

【用法】每日 1 剂，分 2 次服，连服 2 剂。以后用六君子汤调理。

治虫臌。

【处方】鹤虱 9g　芜荑 5g　雷丸 6g　川军 15g。

【制法】水煎。

【用法】每日 1 剂，分 2 次服。

十三、吐血、便血

1. 吐血

【处方】生柏叶 30g　藕节 9g　白茅根 30g。

【制法】水煎。

【用法】每日 1 剂，分 2 次服。

【处方】乌贼骨 9g　白及 9g　花蕊石 9g
　　　　炙甘草 6g　杭芍 9g。

【制法】水煎。

【用法】每日 1 剂，分 2 次服。

【处方】藕节 9g　　　石斛 9g　霜桑叶 6g
　　　　侧柏炭 6g　杏仁 6g　薏苡仁 12g
　　　　粉丹皮 3g　生甘草 3g。

【制法】水煎。

【用法】每日 1 剂，分 2 次服。

【处方】山萸肉 30g　生牡蛎 30g（或代赭石
15g）三七末 3g。

【制法】水煎。

【用法】水煎后，用药汤送服三七末 3g，每日 2 次。

【处方】生地 30g　寸冬 15g　大黄末 3g
　　　　白芍 9g　　丹皮 9g。

【制法】水煎。

【用法】每日 1 剂，分 3 次服，每日冲服大黄末 1g。

【处方】荆芥炭 6g　当归 15g　杭芍 15g
　　　　焦栀子 9g　柴胡 3g　　红花 6g
　　　　甘草 3g。

【制法】水煎。

【用法】每日 1 剂，分 2 次服。

治大怒吐血。

【处方】侧柏叶 3g　当归 6g　川芎 3g
　　　　炮姜炭 2g　阿胶 6g　蒲黄 5g。

【制法】水煎。

【用法】每日 1 剂，分 2 次服。

吐血、下血方。

【单方】藕节 15~30g，水煎当茶饮。

2. 大便血

【处方】地榆 15g　木耳 9g　当归 15g
　　　　熟地 15g。

【制法】水煎。

【用法】每日 1 剂，分 2 次服。

治大便前后出血。

【处方】椿根白皮 60g　醋炒黑大豆 120g
　　　　五倍子 24g。

【制法】水煎。

【用法】每日 1 剂，分 2 次服。

【处方】归脾汤加槐花 10g　地榆炭 10g
　　　　荆芥炭 6g。

【制法】水煎。

【用法】每日 1 剂，分 2 次服。

治肠风下血。

【处方】胡黄连 30g　穿山甲（炒）15g
　　　　石决明 15g　槐花（微炒）15g。

【制法】共为细末，蜜为丸。

【用法】每次服 3~6g，早、晚空腹服。

治肠风下血。

【处方】焦地榆 9g　　当归 15g　　白芍 9g

焦荆芥 6g　　熟地 24g　　阿胶 9g

焦栀子 9g　　贯仲炭 9g　　续断 9g

甘草 3g。

【制法】水煎。

【用法】每日 1 剂，分 2 次服。

【处方】枳壳 9g　　侧柏炭 6g　　归尾 9g

地榆炭 9g　　炒黄柏 6g　　黄芩 3g

荆芥炭 6g　　黄连 5g　　　苦参 6g

槐角 15g　　椿根白皮 15g。

【制法】水煎。

【用法】每日 1 剂，分 2 次服。

【处方】椿根白皮　蚯蚓（焙干）　炒槐花　神
曲各等分。

【制法】水煎。

【用法】每日 1 剂，分 2 次服。

十四、肝病

1. 急性传染性肝炎

【处方】茵陈 12g　粉葛根 9g　白术 6g　薄荷 5g
　　　　连翘 6g　黄芩 5g　　栀子 6g　茯苓 12g
　　　　木香 5g　甘草 3g。

偏热，加寸冬 6g；偏湿，加大腹皮 6g。

【制法】水煎。

【用法】每日 1 剂，分 2 次服。疗效 100%。

【处方】粉丹皮 6g　茵陈 12g　　栀子 6g
　　　　龙胆草 3g　败酱草 9g　川军 1.5g
　　　　忍冬花 9g　枳实 1.5g　郁金 1.5g
　　　　甘草 5g。

【制法】水煎。

【用法】每日 1 剂，分 2 次服。

此方治小儿（年龄为 1~4 岁）传染性肝炎。

【处方】茵陈 30g　　白术 9g　猪苓 9g
　　　　生栀子 9g　茯苓 9g　泽泻 9g
　　　　鸡内金 9g　桂枝 9g　麦芽 9g。

恶心呕吐，加丁香 6g、半夏 6g；大便干，加火

麻仁 15g；脉细小，加附子 5g；腹内有震荡样水音，

加干姜 6g；小便转清，去栀子。

【制法】水煎。

【用法】每日 1 剂，分 2 次服。

【处方】柴胡 9g　桂枝 6g　紫草 9g　丹皮 6g
　　　　黄芩 9g　大黄 6g　甘草 3g。

【制法】水煎。

【用法】每日 1 剂，分 2 次服。

【处方】茵陈 30g　栀子 6g　连翘 12g
　　　　郁金 9g　牛膝 9g　忍冬藤 24g
　　　　木香 9g　甘草 9g。

【制法】水煎。

【用法】每日 1 剂，分 2 次服。

【处方】茵陈 30g　附子 6g　干姜 5g　苍术 9g
　　　　牛膝 9g　木香 9g　甘草 9g。

【制法】水煎。

【用法】每日 1 剂，分 2 次服。

此方治阴黄。

【处方】茵陈 18g　栀子 9g　大黄 9g。

【制法】水煎。

【用法】每日 1 剂，分 2 次服。

【处方】栀子 15g　黄柏 15g　甘草 6g。

【制法】水煎。

【用法】每日 1 剂，分 2 次服。

【处方】栀子 15g　黄柏 15g　甘草 6g。

【制法】水煎。

【用法】每日 1 剂，分 2 次服。

【处方】黑豆 120g　红糖 120g　黑矾 30g。

【制法】将红糖放锅内炼至滴水成珠，将黑豆、黑矾和匀为丸。

【用法】每次服 1.5g，每日 2 次，饭后服。

【处方】栀子　神曲　黄芩　黑矾　槐米各 15g 白面 500g。

【制法】以上 5 味药焙黄为细末，和白面混匀烙馍 16 个。

【用法】每日吃 1 个。

【处方】白矾 1.5g　滑石 1.5g。

【制法】混合均匀。

【用法】每日服 3 次，每次 1 包，5 日可愈。

【处方】茵陈 30g　栀子 9g　黄芩 6g

　　　　藿香 5g　白蔻 6g　石菖蒲 6g

　　　　薄荷 3g　滑石 9g　木通 6g

　　　　枳壳 6g。

【制法】水煎。

【用法】每日 1 剂，分 2 次服。

【处方】茵陈 15g　黄连 3g　白术 9g　木通 6g

　　　　郁金 6g　赤芍 6g　丹皮 6g　大黄 3g

　　　　黄芩 6g　黄柏 6g　栀子 9g。

【制法】水煎。

【用法】每日 1 剂，分 2 次服。

【处方】黑矾 15g　龙胆草 5g。

【制法】共为细末，水为丸。

【用法】共分 30 次服，每日 2 次。

【处方】净青黛 2g　净皂矾 0.1g。

【制法】2 味药共为细末，分 7 包用鸡蛋清调药面 1 包，空腹服。

【处方】净火硝 30g　皂矾 30g，共研细末。大麦面 60g，焙熟。

【制法】水为丸，梧桐子大。

【用法】每服 6g，每日 2 次。

【处方】白芍 24g　连翘 9g　滑石 9g
　　　　栀子 6g　　茵陈 6g　甘草 3g。

【制法】水煎。

【用法】本药送服上方丸药，每服 6g，每日 1 次。

【处方】茵陈 30g　栀子 9g　大黄 6g　苍术 9g
　　　　川朴 6g　陈皮 6g　赤苓 9g　猪苓 9g
　　　　泽泻 6g　郁金 9g　连翘 9g　甘草 3g。

【制法】水煎。

【用法】每日 1 剂，分 2 次服。

连服 10 剂可愈。

【处方】茵陈 30g　栀子 6g　二花 15g

连翘 12g　郁金 9g　牛膝 6g

熟军 9g　甘草 6g。

【制法】水煎。

【用法】每日 1 剂，分 2 次服。

【处方】急肝汤（自拟）：

龙胆草 10g　栀子 10g　苍术 10g

板蓝根 30g　连翘 10g　茵陈 15g

五味子 10g　泽泻 6g　丹参 10g

甘草 5g。

初起有恶寒、发热、头晕、恶心等症者，加防风、柴胡、藿香；肝脾肿大，压痛明显者，加桃仁、郁金、元胡、滑石、大黄、败酱草、血丹参；转氨酶显著升高者，加二花、菊花、败酱草。

【制法】水煎。

【用法】每日 1 剂，分 2 次服。

【处方】茵陈 15g　附子 6g　干姜 5g　苍术 9g

牛膝 9g　木香 5g　甘草 3g。

【制法】水煎。

【用法】每日 1 剂，分 2 次服。

此方治阴黄。

2. 慢性肝炎

【处方】复肝汤（自拟方）：

薏苡仁　茵陈　藿香　栀子　柴胡　当归

板蓝根　白芍　丹参　鳖甲　生地　秦艽

炙甘草　山药　黄芪　黄精　党参　泽泻。

食欲不振，加焦三仙、鸡内金；腹胀，加枳壳、大腹皮、木香；失眠，加夜交藤、炒枣仁；肝肾不足，加女贞子、菟丝子、续断。

【制法】水煎。

【用法】每日1剂，分2次服。

【处方】茵陈 15g 栀子 9g 柴胡 6g 鳖甲 9g

　　　　郁金 9g 赤芍 6g 三棱 5g 龙胆草 6g

　　　　桃仁 6g 茯苓 9g 甘草 6g 生山药 9g。

【制法】水煎。

【用法】每日1剂，分2次服。

此方治慢性肝炎，肝脾肿大者。

【处方】茵陈 50g 栀子 20g 龙胆草 10g

　　　　郁金 5g 黄连 10g 金钱草 10g

　　　　大黄 5g 连翘 10g 黄芩 10g

　　　　滑石 10g 姜黄 15g 二花 10g。

【制法】水煎 3 次，兑到一起再煎，滴水成珠后加蜂蜜适量。

【用法】两岁小儿每次服 3ml，3~5 岁服 5ml，每日 3 次。

经验小结：

肝炎的临床表现很多，常见的有黄疸、食欲不振、乏力、转氨酶增高、肝脾肿大等。对此，我们的用药规律是：

1. 利胆退黄：茵陈、败酱草、黄连、黄柏、郁金。

茵陈和败酱草为必用药，其他可根据不同情况选取。

2. 降酶：败酱草、茵陈、郁金、二花、菊花、板蓝根、龙胆草。

以上降酶药中，败酱草为一般降酶药，如酶（主要指转氨酶）显著升高，持续不断时，加大二花、板蓝根或龙胆草用量。茵陈本为利胆者，郁金亦有活血作用，二者与败酱草配合，能加强败酱草降酶作用，所以把上药列入降酶之列。

3. 肝脾肿大：柴胡、红花、鳖甲。有出血倾向者，红花以三七代之。

中医虽无肝炎病名，但根据其临床特征，当属于祖国医学的"黄疸""胁痛"和"癥瘕"等范畴。从病因来说，《金匮要略》将黄疸分为"谷疸""黄疸""黑疸""酒疸""女劳疸"五种。元代名医罗天益把黄疸分为阴、阳两类，为后世医家所遵循。黄疸之愈有定期，宜积极治之，否则急性易转为慢性，治疗时就会增加难度，故《金匮要略》有"黄疸之病，当以十八日为期，治之十日以上瘥，反剧为难治"之明训。"脾""瘀"二字与黄疸一证密切相关，湿热之邪不入血分是不会发黄的。有"黄疸必伤血""治黄疸要治血"之说，所以急性肝炎要补脾阴，慢性肝炎宜大补肾元，不然利湿清热太过则脾肾亏，出现中满证变将难治矣，故脾肾两脏是治疗肝病的重要环节。

3.肝硬化

【处方】桂枝 9g　橘红 9g　炙杏仁 9g

丹皮 9g　桃仁 6g　炙甘草 6g。

肝大者加枳壳、川朴、郁金、木香、姜黄；脾大者加龟板、牡蛎、黄芩、三棱、莪术。

【制法】水煎。

【用法】每日 1 剂，分 2 次服。

【处方】生牡蛎 12g　炙鳖甲 9g　茯苓 9g

鸡内金 9g　炒三棱 6g　柴胡 9g

炒莪术 6g　赤芍 9g　枳壳 9g

青皮 9g。

【制法】水煎。

【用法】每日 1 剂，分 2 次服。

此方适用于脾脏肿大及腹水患者，该方用药较猛，故体质虚弱者应酌情选用。

【处方】当归 9g　白芍 9g　柴胡 3g　郁金 9g

山药 9g　元胡 9g　香附 9g　枳壳 9g

桑寄生 12g　鳖甲 30g　茯苓 30g

川楝子 9g　白术 9g　扁豆 9g。

【制法】水煎。

【用法】每日 1 剂，分 2 次服，连服 7 剂。

治肝硬化腹水有效。

【处方】茯苓皮 30g　大腹皮 12g　五加皮 9g

生姜皮 9g　白蒺藜 24g　川郁金 9g

商陆根 9g　生麦芽 15g　陈皮 9g

沉香 3g　苏子 9g。

【制法】水煎。

【用法】每日 1 剂，分 2 次服，治肝硬化腹水有效。

【处方】甘遂 12g　二丑 12g　沉香 3g
　　　　血琥珀 15g。

【制法】共为细末。

【用法】腹水初起，体健，腹胀满，尿量少者必须以五皮饮加味煎服，以峻泻之。尿量增多，腹水减后再用本方汤剂治疗。

【处方】当归 15g　黄芪 9g　生地 9g　寸冬 6g
　　　　红花 6g　桃仁 6g　三棱 9g　莪术 9g
　　　　车前子 9g　朱砂（冲）1.5g。

【制法】水煎。

【用法】每日 1 剂，分 2 次服。

【处方】当归 15g　白芍 15g　白术 15g
　　　　柴胡 6g　甘草 3g　郁金 6g
　　　　姜黄 6g　木香 6g　胡黄连 6g。

身发热，加鳖甲、丹皮、地骨皮；有瘀，加丹参、桃仁、红花。

【制法】水煎。

【用法】每日1剂，分2次服。

此方治肝大。

【处方】巴豆（去皮）2个　甘遂9g　枳实9g。

【制法】3味共为细末，用荞麦面包好，桑木柴烧之，以荞麦面变黄色为度。

【用法】每次服细末0.9g，弱者酌减，治水臌。

【处方】白皮蒜　车前子（2味均不拘多少）蜗牛7个。

【制法】3味共捣为泥状。

【用法】贴于脐部。水从小便行即好，忌盐、酱百日。

【处方】甘遂15g　神曲9g　玉片15g。

【制法】甘遂（去粗皮，用荞麦面包好，煨存性）与他药共为细末。

【用法】每次服3g，白开水送下，忌盐100日。

【处方】二丑12g　木香0.9g　玉片15g

　　　　肉桂1.5g　陈皮15g　连翘6g。

【制法】共为细末。

【用法】每次服 5g。腹水重时用上方，水消后用本方。

【处方】远志肉（晒干，不用火烤）500g。
【制法】为细末。
【用法】每次服 5g。服后患者吐泻污水呈极度疲困状。此无妨，令其暂停，症状好转后仍继续服用，服完为止以免复发。此方治愈很多患者。

【处方】茯苓 12g 炒薏苡仁 12g 炒山药 12g
炒白术 9g 防己 6g 木通 5g 枳壳 6g
大腹皮 6g 陈皮 6g 建曲 6g 党参 9g
莱菔子 6g 车前子 9g 炙黄芪 9g。
寒者，加附子、肉桂、炮姜。
【制法】水煎。
【用法】每日 1 剂，分 2 次服。
治水臌，周身肿，小便不通。

【处方】大腹皮 9g 地骨皮 9g 五加皮 9g
葶苈子 9g 川木通 9g 桑白皮 9g
陈皮 9g 苏子 9g 玉片 9g 桔梗 5g
寸冬 5g 木香 9g 紫蔻 9g 姜皮 3g

川朴 9g　当归 9g　猪苓 9g　泽泻 3g

川军 9g　木瓜 9g。

【制法】水煎。

【用法】每日 1 剂，分 2 次服。再用火针刺肚脐上、下、左、右 3cm 处。贴 4 次狗皮膏药，再服下方之丸药。

【处方】川军 500g　红曲 240g　芒硝 30g

归尾 9g　　五灵脂 9g　三七 7.5g

广木香 9g　三棱 9g　　莪术 9g

元胡 7.5g　玉片 9g　　枳壳 9g

赤芍 7.5g　干姜 3g　　枳实 5g

神曲 5g　　砂仁 6g　　紫蔻 9g

川朴 9g。

【制法】共为细末，醋糊丸，每丸重 6g。

【用法】每次服 1 丸，早、晚各 1 次，即停服。此为治水臌经验良方。

【处方】巴豆（去油）12g　水银 6g　硫黄 5g。

【制法】3 味共捣一处，捏成小饼，再用纱布将药裹一层。

【用法】把包好的药饼贴到患者脐部，然后用绷带固定四五个小时，即腹泻、排尿。

此方为巴豆合剂，治疗水臌。

【处方】黑矾 250g　茯苓 60g　白术 60g

　　　　党参 60g。

【制法】先将黑矾放入砂锅内熬干、烧红后共为细末，用枣肉、醋糊为丸，如桐子大。

【用法】每日服 7 粒，1 剂吃完，以愈为度。

【处方】车前子 6g　党参 9g　白术 9g　茯苓 9g

　　　　薏苡仁 15g　山药 15g　泽泻 9g　枳壳 9g

　　　　莱菔子 9g　神曲 12g　甘草 3g。

【制法】水煎。

【用法】每日 1 剂，分 2 次服，服 3 剂后再服下方。

【处方】杭白芍 15g　桑白皮 15g　白丑 15g。

【制法】共为细末。

【用法】分 5 次服，早、晚空腹服 1 包，每包 9g，腹水消失后，再用大黄䗪虫丸控制疗效。

【处方】西洋参 9g　海沉香 18g　王不留 90g

西红花 9g　冬虫草 15g　龙头纸 1 块

川贝母 15g 棉籽 250g。

【制法】上药共为细末，蜜为丸重 5g。

【用法】前 10 日早、晚各服 2 丸，以后每次服 1 丸，忌盐、肉等。

注：龙头纸系用细草纸用酒浸 1 夜，水浸 3 日，然后贴于蒸笼盖内，蒸过 1 次而成。主治肝硬化。

【处方】黄芩 30g　白术 30g　赤小豆 9g

大麦须 30g。

【制法】水煎。

【用法】泻水如注而停。

4. 乙肝

【处方】党参 15g　黄芪 15g　白花蛇舌草 20g

山豆根 9g　夏枯草 9g　板蓝根 20g

白茅根 30g　女贞子 12g 旱莲草 12g

甘草 60g。

【制法】水煎。

【用法】每日 1 剂，分 2 次服。

【处方】丹参 15g　当归 10g　白芍 10g

陈皮 12g　柴胡 12g　茵陈 20g

虎杖 20g　白术 12g　板蓝根 20g

茯苓 12g　甘草 9g。

肝区疼痛，加川楝子、元胡、红花；泛呕者，加竹茹、半夏；腹胀者，加枳壳、木香、大腹皮；纳差，加山楂、神曲、麦芽；腹泻，加山药、炒扁豆；失眠，加合欢花、夜交藤；鼻出血，加仙鹤草、茜草、三七；肝大，加三棱、莪术、鳖甲、牡蛎；转氨酶高，加五味子、生山楂、败酱草等。

【制法】水煎。

【用法】每日 1 剂，分 2 次服。

【处方】当归 10g　白芍 12g　丹参 15g

郁金 10g　黄芪 15g　黄精 15g

茵陈 15g　甘草 6g　党参 15g

白术 10g　茯苓 10g　灵芝草 10g

白花蛇舌草 15g。

【制法】水煎。

【用法】每日 1 剂，分 2 次服。

十五、其他

1. 肝脓疡

【处方】生地 9g　杭芍 9g　栝楼仁 15g

地丁 9g　二花 9g　花粉 9g

连翘 9g　川连 6g　黄芩 6g。

【制法】水煎。

【用法】每日 1 剂，分 2 次服。

2. 肠伤寒

【处方】柴胡 12g　黄芩 9g　杭芍 9g

二花 12g　芒硝 6g　生姜、大枣为引。

头痛，加薄荷；渴甚者，加花粉、石膏；咳嗽，加陈皮、紫菀、白前、沙参、寸冬、杏仁；大便黑，加薏苡仁 15~60g；头面肿、腹胀加茯苓、防己、木通、泽泻；久不退烧，加栀子、元参、地骨皮、鳖甲；体虚，酌加黄芪、山药；伤食，加神曲、鸡内金。

【制法】水煎。

【用法】每日 1 剂，分 2 次服。

【处方】青蒿 15g　藿香 9g　鳖甲 9g　知母 9g

花粉 9g　葛根 9g　黄芩 9g　黄连 6g

甘草 3g。

【制法】水煎。

【用法】每日 1 剂，分 2 次服。

【处方】青蒿 15g　鳖甲 9g　丹皮 9g　花粉 15g

　　　　知母 9g　连翘 15g　栀子 9g　黄芩 9g

　　　　生地 15g　寸冬 9g　甘草 3g　竹叶 3g。

【制法】水煎。

【用法】每日 1 剂，分 2 次服。

【处方】桑叶 6g　菊花 3g　连翘 5g　薄荷 3g

　　　　杏仁 6g　桔梗 6g　苇根 6g　甘草 3g。

【制法】水煎。

【用法】每日 1 剂，分 2 次服。

【处方】知母 12g　元参 9g　生石膏 30g

　　　　犀角 6g　粳米 30g。

【制法】水煎。

【用法】每日 1 剂，分 2 次服。

第二章　皮肤科

第一节　酒渣鼻

【处方】水银 120g　白矾 120g　冰片 60g
官粉 90g　冰糖 90g。

【制法】诸药共为细末，凡士林调匀成膏。

【用法】每日 2 次，涂患处。

【处方】蛤粉 15g　轻粉 7.5g　青黛 5g
黄柏 7.5g　煅石膏 15g。

【制法】共为细末，凡士林调匀成膏。

【用法】用药前用温盐水洗面部，后涂膏。

注意：勿与金属铁器接触。

【处方】水银 6g　大枫子仁 9g　胡桃仁 30g。

【制法】把大枫子仁、胡桃仁同捣烂，再放入
水银捣成泥状。

【用法】上药用布包好涂搽患处，每日 3 次，

半月愈。

【处方】雄黄　硫黄　绿豆　粉面各等分。

【制法】共捣为细末，用乳调和。

【用法】涂患处。适用于患处发生片状红色颗粒疮疡，经久不愈。

【处方】水银 15g　杏仁 7g　大枫子 5 个
　　　　梅片 1.5g　胡桃仁 2 个。

【制法】上药为细末，猪油 30g，共捣。

【用法】把药用布包好，搽患处。忌辛辣食品。

第二节　湿疹

【处方】当归 9g　生地 9g　土茯苓 9g
　　　　二花 9g　牛子 6g　薏苡仁 9g
　　　　防风 6g　蝉衣 5g　连翘 9g
　　　　川连 3g　黄柏 5g　枳实 6g。

【制法】水煎。

【用法】每日 1 剂，分 2 次服。

【处方】黄柏 6g　苍术 5g　青黛 5g

轻粉 3g　梅片 1.5g。

【制法】研细末，凡士林调匀。

【用法】搽患处。

【处方】黄柏 30g　苍术 30g　氯化钠 5g。

【制法】为细末，用醋 120g 调和。

【用法】外敷患处。

【处方】硫黄 3g　枯矾 3g　煅石膏 9g

　　　　青黛 3g　冰片 0.2g。

【制法】共为细末。

【用法】搽患处。

【处方】白芷　白及　白矾　黄柏　雄黄各 3g。

【制法】水煎。

【用法】每日 1 剂，分 2 次服。

【处方】银朱 20g　硫黄（研细）30g

　　　　猪油 90g。

【制法】上药搅匀用一块桐油纸扎上小孔，然后将搅匀之药涂在纸上，上面盖上一块无孔纸。

【用法】贴于患处。

主治顽固性湿疹。

【处方】黄连 30g　黄柏 12g　雄黄 6g
　　　　儿茶 3g　梅片 3g。
【制法】共为细末，用香油调成泥状。
【用法】将患处洗净，把药涂在患处。

【处方】雄黄　半夏各等分。
【制法】共为细末，用醋调之，浓度为米汤样。
【用法】药液敷于患处，干后再敷。
主治慢性湿疹。

【处方】狼毒 6g　苦参 60g。
【制法】共为细末，用水煮四五沸（20 分钟左
右）。
【用法】待温度适于皮肤时洗患处，再湿再洗，
每日 3~5 次。

【处方】黄连 9g　黄柏 30g　枯矾 15g
　　　　滑石 30g　苦参 30g　煅石膏 3g。
【制法】用香油调和。
【用法】敷患处。

主治慢性湿疹。

【处方】荆芥 90g　防风 9g　羌活 5g　独活 6g
　　　　柴胡 6g　前胡 6g　茯苓 6g　枳壳 6g
　　　　浮萍 12g　川芎 6g　党参 9g　甘草 3g
　　　　白蒺藜 12g。

【制法】水煎。

【用法】每日 1 剂，分 2 次服。

主治皮肤瘙痒甚效。

【处方】轻粉 15g　官粉 9g　黄柏 9g
　　　　五倍子 9g　枯矾 9g　梅片 3g。

【制法】共为细末，香油调为糊状。

【用法】用大麦一撮加水数盅煮二三沸，捞出大麦，用大麦水洗患处。洗净后将药敷患处，敷料包好，7 日换 1 次药。敷后第 2 日流大量黄水，不必换药，三四日即减少。

主治顽固性湿疹。

【处方】制炉甘石（或用尼可刹米）20g
　　　　氧化锌粉 20g　碳酸 0.13g　甘油 30ml
　　　　蒸面水加至 100ml。

【制法】共制成溶液水煎。

【用法】用毛笔涂患处。

【处方】黑矾 20g　槐米 60g　甘油适量。

【制法】先将黑矾中杂质除净，放入铁锅内加热片刻，再将槐米倒入，用甘油调为膏。

【用法】涂于患处。

主治湿疹及臁疮。

【处方】黄柏 24g　苍术 24g　梅片 15g
　　　　青黛 24g　轻粉 15g。

【制法】均为细末，混合后为湿疹丹。

【用法】甲：湿疹丹 90g、凡士林 30g，调为软膏。乙：湿疹丹 3g、调菜油 15g，调为糊状。

【用法】从甲、乙中任选一种涂于患处。

主治胎疱疮、天疱疮、黄水疮、旋耳。

第三节　荨麻疹

【处方】浮萍草 12g　地肤子 9g　桂枝 6g
　　　　焦苍术 9g　炒薏米 6g　茵陈 9g
　　　　防风 9g　　猪苓 12g　二花 30g

紫花地丁 18g。

如瘙痒难忍者加皂刺 5g。

【制法】水煎。

【用法】每日 1 剂，分 2 次服。

【处方】薄荷 3g　海桐皮 12g　防风 9g
荆芥 12g　浮萍草 9g　蝉衣 12g
乌蛇 9g　白蒺藜 9g　白芷 6g
川连 6g　白鲜皮 9g。

【制法】水煎。

【用法】每日 1 剂，分 2 次服。

【处方】何首乌　石菖蒲　威灵仙　苦参　胡麻仁　荆芥各 9g。

【制法】水煎。

【用法】每日 1 剂，分 2 次服，取微汗。大多 1 剂愈。

注：如胸腹部疹子多者用上方，饭后服；头面四肢疹子多者用本方，饭前服。

【处方】牛子 9g　枳壳 6g　麻黄 3g　黄芩 6g
防风 6g　元参 9g　犀角 3g　二花 6g

连翘 6g　蒲公英 9g　地丁 6g　蝉衣 3g
升麻 3g。

【制法】水煎。

【用法】每日 1 剂，分 2 次服。

【处方】荆芥 3g　防风 3g　当归 5g　生地 5g
木通 5g　牛子 5g　蝉衣 5g　胡麻仁 5g
知母 5g　苍术 5g　石膏 3g　苦参 6g
甘草 3g　白鲜皮 6g。

【制法】水煎。

【用法】每日 1 剂，分 2 次服。

【处方】何首乌 6g　黄芩 6g　　菖蒲 6g
威灵仙 6g　胡麻仁 6g　黄芪 15g
川萆薢 5g　羌活 5g　　甘草 6g
黄酒半盅。

【制法】水煎。

【用法】每日 1 剂，分 2 次服。

【处方】桂枝 9g　　白芍 9g　　大黄 9g
麻仁 12g　甘草 3g　全栝楼 12g
生姜 3 片、大枣 3 枚为引。

【制法】水煎。

【用法】每日 1 剂，分 2 次服。

主治顽固性荨麻疹。

【处方】僵蚕 120g　蝉衣 60g　川军 240g
　　　　姜黄 180g。

【制法】共为细末，过筛。

【用法】以黄酒、蜂蜜 15g 调服。服后取微汗避风一二日。成人服 6g，体壮者可服 9g，小儿 3g 或再少，孕妇忌服。

主治顽固性荨麻疹。

【处方】生地　杭芍　川芎　黄芪　荆芥　白蒺藜　何首乌　防风　甘草各 6g。

【制法】水煎。

【用法】每日 1 剂，分 2 次服。

【处方】当归 9g　川芎 6g　生地 12g　白芍 9g
　　　　荆芥 6g　防风 6g　僵蚕 6g　蝉衣 6g
　　　　羌活 6g　茯苓 9g　陈皮 3g　川朴 3g
　　　　藿香 3g　甘草 3g。

【制法】水煎。

【用法】每日 1 剂，分 2 次服。

【处方】当归 9g　川芎 6g　生地 12g　白芍 9g
　　　　荆芥 6g　陈风 6g　僵蚕 6g　蝉衣 6g
　　　　藿香 3g　羌活 6g　茯苓 9g　陈皮 3g
　　　　川朴 3g　甘草 3g。
体虚者加黄芪。
【制法】水煎。
【用法】每日 1 剂，分 2 次服。
主治顽固性荨麻疹。

【处方】麻黄 5g　蝉衣 5g　黄连 3g　甘草 3g。
大便不通，加大黄 3g；大便溏泻，加苍术 6g。
【制法】水煎。
【用法】每日 1 剂，分 2 次服。高血压病人忌服。

主治顽固性荨麻疹。

【处方】乌蛇 9g　蝉衣 9g　防风 6g　荆芥 6g
　　　　白芷 6g　赤芍 6g　黄芩 9g　黄连 6g
　　　　柴胡 6g　当归 9g　甘草 3g。
高热，加二花；痛痒，加苦参；便秘，加大黄、芒硝。

【制法】水煎。

【用法】每日 1 剂，分 2 次服。

【处方】当归 9g　桃仁 6g　红花 5g　麻黄 5g

苍术 9g　白芷 6g　独活 6g　荆芥穗 6g

蝉衣 6g　僵蚕 6g　天麻 6g　薄荷 6g

甘草 5g。

上身重，加羌活；腰背重，加杜仲；下身重，加牛膝；全身重，加防风。

【制法】水煎。

【用法】每日 1 剂，分 2 次服。

主治风湿痒重者。

第四节　黄水疮

【处方】苍术　黄柏　胡黄连各等分。

【制法】共研细末，香油调之。

【用法】搽患处，每日 1 次。

【处方】官粉　松香　枯矾　生石膏各等分。

【制法】共研末，凡士林调之。

【用法】搽患处，每日 1 次。

【处方】官粉　松香　枯矾　生石膏各等分。
【制法】共研末，凡士林调之。
【用法】涂患处。

【处方】鸡子黄 3 个　海螵蛸（研细）3g
　　　　黄连（研细）3g。
【制法】香油调和。
【用法】涂患处。

【处方】磺胺 5g　水杨酸 1.5g　凡士林 40g
　　　　香油 10g。
【制法】共调和。
【用法】涂患处。

【处方】蜂房 1 个　鲜马齿苋 15g　枯矾 3g。
【制法】共捣如泥。
【用法】涂患处。

【处方】煅石膏 6g　煅赤石脂 6g　煅滑石 6g
　　　　煅炉甘石 3g。

【制法】共为细末，香油调敷。

【用法】涂患处。

此为生肌散，主治皮疹、黄水疮、浸淫疮。

【处方】蛤粉30g　石膏30g　轻粉15g
　　　　黄柏15g。

【制法】研细末，凡士林调和。

【用法】涂患处。

【处方】红枣炒炭24g　黄丹12g　枯矾12g
　　　　硼砂6g。

【制法】研细末，凡士林调和。

【用法】涂患处。

第五节　手足皲裂

【处方】甘草30g　75%酒精100ml
　　　　甘油20ml。

【制法】甘草于酒精中浸24小时，滤过渣，加甘油及等量水调匀。

【用法】洗患处后涂药。

【处方】山药蛋。

【制法】蒸熟，去皮捣如泥。

【用法】外敷患处。

第六节　秃疮

【处方】川楝子（去核、焙干）15g。

【制法】熟猪油或凡士林 30g 与上药调成膏。

【用法】先把残存毛发清除，再用盐水洗去脓血痂，或用明矾水洗净亦可。等干后涂上药膏，用力摩擦，使药物润透。每日清洗，每日换药。局部暴露，不戴帽子，也不用绷带包扎。一般 12 日见效。

【处方】蚯蚓 7 条　白糖适量。

【制法】先把蚯蚓洗净放盅内，撒上白糖，待化为水备用。

【用法】每日搽药液于患处。

【处方】花椒 60g　槐树白皮 60g　香油 120g。

【制法】煎好去皮，加雄黄 9g。

【用法】用药液搽患处。

【处方】铜绿 9g　雄黄 9g　轻粉 6g　枯矾 30g

梅片 1.5g　松香 15g　樟脑 60g

官粉 30g　红丹 60g　黄蜡 60g。

【制法】上药共为细末，先将香油 250g 熬开，再下黄蜡，离火后入药，搅成膏。

【用法】将膏涂患处，敷后奇痒，三四次即有特效。

【处方】花生油 60g　柏子仁 60g。

【制法】上药共为细末，陈猪油调和。

【用法】每日早、晚用药涂患处 1 次，涂三四次见效。

【处方】蜗牛 20 个，去壳。

【制法】用瓷器煎上药。

【用法】用煎汤洗头，每日 1 次。

【处方】童便 1 盅　油头发　皂角　艾叶均不拘分量。

【制法】上药共合一处，熬成紫黑色。

【用法】用此药液洗头，每日 1 次，15 日见效。

【处方】碳酸 6g　红信 4g　普鲁卡因粉 6g

亚铅华 20g　红绿粉 3g　凡士林 200g。

【制法】共为细末，用凡士林调和。

【用法】剃头后用 2%碳酸水洗涤，擦干，再用以上药物搽患处。隔三四日 1 次。

【处方】硼砂　硇砂　乳香　没药各 6g

雄黄 0.5g　炉甘石 6g。

【制法】共为细末，用猪油调和。

【用法】将患处头发剃去，洗净后搽药。

【处方】花椒　硫黄　枯矾　鸽子粪各 30g

冰片 15g。

【制法】后 4 味药共为末，以香油调和。

【用法】花椒煎后，用花椒水把头洗净，剥去疮痂，把药敷于患处，二三日一换。

【处方】密陀僧 15g　硫黄 15g。

【制法】共为细末，放入酒壶内封固以火烧存性。

【用法】把患处残余头发剃光，以醋调药涂患处。

【处方】藜芦　枯矾　文蛤　苦参各 30g。

【制法】共为细末。

【用法】先用生姜水洗患处，后用香油调药搽患处。

【处方】松香 120g　花椒 60g　防风 60g
　　　　白矾 60g。

【制法】松香、花椒用猪油包，外面再用布包，用火烤滴出油来，等冷后再入防风、白矾等末。

【用法】用甘草 60g 熬水洗患处（或用童便洗），再搽上药。

第七节　银屑病（牛皮癣）

【处方】薏苡仁 12g　当归 9g　川芎 3g
　　　　苍耳子 9g　生地 12g　连翘 9g
　　　　白鲜皮 9g　二花 15g　地丁 16g
　　　　地肤子 9g　赤苓 6g　甘草 6g。

【制法】水煎。

【用法】每日 1 剂，分 2 次服。

【处方】硫黄 5g　花椒 5g　鸡蛋 5 个。

【制法】把鸡蛋打开，去蛋清，留蛋黄，把二药研末入内，火焙干，共研细末，香油调之。

【用法】涂患处。

【处方】雄黄 18g　白鲜皮 30g　蛇床子 30g

　　　　槟榔 18g　烧酒 500ml。

【制法】药浸入酒内 7 日，过滤后加入硫黄25g、水杨酸 25g 即成。

【用法】搽患处，每日 2 次。

【处方】胆矾 15g　雄黄 3g　硫黄 3g　大黄 3g。

【制法】共为细末，醋调之。

【用法】涂患处。

【处方】狼毒 15g。

【制法】研为末，米醋调之。

【用法】搽患处。

【处方】苦参 15g　白芷 15g　苍耳子 15g

　　　　蛇床子 15g　威灵仙 15g。

【制法】水煎。

【用法】频洗患处。

【处方】当归 3g　白芍 3g　生地 3g　白芷 3g

川乌 3g　草乌 3g　木鳖 3g　大黄 3g

荆芥 3g　防风 3g　血竭 3g　儿茶 3g

黄丹 60g　猫骨 6g　芝麻油 150g

槐枝 7 条。

【制法】熬成膏药。

【用法】用上药涂患处。

【处方】杏仁 15g　醋 250g。

【制法】把杏仁捣碎与醋混合加热。

【用法】待上液不烫手时洗患处，每日 1 次，对其他癣亦有效。

【处方】柏子油 500g　猪胆汁 150g　斑蝥 150g

黄蜡 30g　雄黄 6g　乳香 6g　没药 6g。

【制法】先将柏子油、猪胆汁放入锅内熬三沸，再将其他药面放入后熬一沸，出锅装入瓷坛内埋地下，7 日取出备用。

【用法】将药涂在患处，若患处起泡，刺破可再涂，三四次即愈。

【处方】斑蝥 1 个　甘遂 3g。

【制法】上药捣为细末后，用醋调之。

【用法】上药涂患处。忌发物、肉食。

【处方】海螵蛸 3g　密陀僧 3g　蛇床子 3g

　　　　硫黄 3g　　花椒 1g。

【制法】共为细末。

【用法】药粉搽患处。

【处方】鸡蛋 2 个　醋 250g。

【制法】把鸡蛋壳用酒精消毒后放入醋瓶内封
严，瓶口放阴干地方，泡 7 日，把鸡蛋取出，去掉
蛋壳，把鸡蛋弄碎放在一容器内。

【用法】涂患处。

此方亦治神经性皮炎。

【处方】瓦松 60g　海桐皮 30g　大黄 15g

　　　　轻粉 9g　　川槿皮 60g　雄黄 15g

　　　　斑蝥 2 个　冰片 9g。

【制法】诸药共为末，用米醋调和。

【用法】上药敷患处，3 日换 1 次。

此药对其他癣亦有效。

【处方】胡黄连 6g　　羌活 6g　　防风 6g

地骨皮 9g　　桃仁 6g　　红花 6g

五加皮 9g　　葛根 6g　　蝉衣 15g

百部 15g　　二花 15g　　连翘 15g

川军 12g　　茯苓 15g　　麻黄 9g

苦参 6g。

【制法】水煎。

【用法】每日 1 剂，分 2 次服。

【处方】土槿皮 30g　　斑蝥 10 个

高粱酒 100ml。

【制法】将上药于酒中浸泡 2 周，过滤，滤液中加入雄黄 5g、樟脑 5g 备用。

【用法】用药液外搽患处。

【处方】银朱 3g　　火硝少许。

【制法】将火硝铺在银朱上，用火炼后搅匀，以醋调之。

【用法】用上药搽患处。

【处方】葱白 7 寸　　紫蒜 7 瓣　　白糖 15g

冰片 1.5g　　蓖麻仁 15g。

【制法】上药共捣如泥状。

【用法】敷患处。

第八节　烧伤

【处方】炉甘石 15g　大黄 15g　赤石脂 15g
　　　　冰片 3g。

【制法】共为细末，香油调。

【用法】上药涂患处。

【处方】黄芩 450g　黄柏 450g　儿茶 450g
　　　　95%酒精 450ml　冰片 20g。

【制法】前 3 味药研碎后泡入酒精内 2 周，滤
出渣，放入冰片 20g。

【用法】先在生理盐水中加入少量普鲁卡因，
用该液清洁疮面，再用药液搽患处。主治烧伤。此
法不结痂，若已结痂者，揭去痂用此药搽。

【处方】当归 3g　川芎 3g　　黄芩 3g　甘草 3g
　　　　紫草 3g　香油 90g　黄柏 3g　黄蜡 60g
　　　　槐白皮 15g（新鲜）。

【制法】先将槐白皮、当归等药用油炸焦去渣，

加入黄蜡熬膏。

【用法】膏敷患处，每日换 2 次药。敷药后能镇痛，轻者 3 日即愈。

【处方】川军　黄柏　石膏　甘草各等分。

【制法】共为细末，香油调之。

【用法】涂患处，破者撒干面。

【处方】川连　地榆各等分　冰片少许。

【制法】共为细末，香油调之。

【用法】搽患处。

【处方】五倍子　生白矾各等分。

【用法】共为细末，麻油调之或适量水调之。

【用法】涂患处。

【处方】蚯蚓 10 条。

【制法】蚯蚓洗净拌白糖，搅为溶液；或加入刘寄奴 60g，共为细末，香油调之。

【用法】涂患处。

【处方】猪毛 500g　大黄 30g　冰片 0.2g。

【制法】将猪毛用铁锅煅，大黄为细末，再加冰片、香油调之。

【用法】搽患处。

主治烧伤后脱皮，臭烂不堪。

【处方】生石灰　水　麻油各等分。

【制法】生石灰加水分解，冲入等量麻油调匀。

【用法】涂患处。

【处方】白蔹 5g　地榆 5g。

【制法】共为细末，香油调之。

【用法】涂患处。

【处方】当归 30g　紫草 6g　大黄 72g
　　　　麻油 500g　黄蜡 180g。

【制法】将当归、紫草浸入麻油内 7 日后，入铜锅内，加水煎熬。视药呈黄褐色，油现烟云状，离火去渣。再入锅内加黄蜡慢火熬化，离火凝固后与大黄细末调匀备用。

【用法】敷患处。

此方对丹毒、黄水疮亦效。

【处方】大黄 15g　黄连 15g　地榆 15g。

【制法】共为细末，麻油调之。

【用法】涂患处。

【处方】寒水石 6g　龙骨 6g　儿茶 5g

冰片 3g。

【制法】共为细末，香油调之。

【用法】涂患处。

【处方】生川军 9g　生石膏 9g　炙乳香 9g

儿茶 9g　刘寄奴 9g　梅片 3g。

【制法】共为细末，香油调之。

【用法】涂患处。

第九节　白癜风

【处方】猪肝 1 个　沙苑蒺藜 60g（研细）。

【制法】猪肝煮熟、切片，沙苑蒺藜研细面。

【用法】肝片蘸药面吃，1 日吃光。

【处方】密陀僧　枯矾　防风各等分。

【制法】共为细面。

【用法】鲜黄瓜切成片，蘸药面搽患处。

【处方】白蒺藜　白酒。
【制法】配成 40%浸液，1 周后滤去渣。
【用法】每次服 2ml 药酒，每日 2 次。

【处方】栀子 15g　补骨脂 15g　白酒 500ml。
【制法】药泡入酒内，7 日后去渣。
【用法】搽患处。

【处方】雄黄 6g　　硫黄 6g　　藤黄 3g
　　　　蛇床子 9g　密陀僧 6g　轻粉 3g。
【制法】研为细面，醋调成。
【用法】搽患处。

【处方】白芷 6g　雄黄 6g。
【制法】共为细末。
【用法】用白茄子蒂蘸药末搽患处。

【处方】雌黄　雄黄　密陀僧　黄丹　南星各
等分。
【制法】共为细末。

【用法】先用葱白搽患处，再用鲜姜片蘸药面搽患处。

【处方】雄黄 3g　密陀僧 9g　白附子 6g
　　　　冰片 1g　黄瓜 1 条。

【制法】4 味药共为细末。

【用法】搽患处（黄瓜切片蘸药末用力搽）。

第十节　带状疱疹

【处方】板蓝根 12g　生地 12g　龙胆草 9g
　　　　柴胡 9g　　　黄芩 6g　栀子 6g
　　　　泽泻 6g。

【制法】水煎。

【用法】每日 1 剂，分 2 次服。

【处方】蚯蚓 10 条　白糖少许。

【制法】将蚯蚓、白糖放在盆内，盖住，过一夜即有水。

【用法】将药水涂于患处。

【处方】板蓝根　陈石灰各等分。

【制法】共为细末，陈醋调。

【用法】敷患处。

【处方】露蜂房 9g　雄黄 9g　冰片 3g
　　　　大枣（去核）5 枚。

【制法】共为细末，麻油调。

【用法】敷患处。

【处方】烟袋油　雄黄各适量。

【制法】混合。

【用法】涂患处。

【处方】雄黄 9g　生石膏 30g。

【制法】共为细末，水调。

【用法】涂患处。

第十一节　寻常疣

【处方】苯酚 4ml　水杨酸 5g　酒精 100ml。

【制法】混合成液。

【用法】用棉签蘸药涂患处。

【处方】鸦胆子去外皮。

【制法】用醋浸泡鸦胆子二三日。

【用法】用纱布包住浸过的鸭蛋子搽疣即可见效。

【处方】芝麻花。

【用法】用芝麻花搽疣，数次可愈。

【处方】纸烟头。

【用法】用纸烟头火熏之，疼则远离之，近则不可接触疣，约 10 分钟即可。熏后第 2 日稍隆起，第 3 日结痂，第 6 日可落。

第十二节　顽癣

【处方】马齿苋 250g。

【制法】马齿苋洗净、切碎，入锅内煮烂，滤汁去渣熬成膏。50g 马齿苋加陈石灰 3g、冰片 0.2g，拌匀。

【用法】涂患处。

亦可治疗湿疹。

【处方】大枣 1 个（去核）　白矾末适量。

【制法】将白矾末装入枣内放在火上烧透研末，香油调之。

【用法】涂患处。

主治小儿癣。

【处方】苦参 250g。

【制法】用水熬成膏。

【用法】搽患处。

主治头癣。

【处方】煮熟鸡蛋黄数个　白鲜皮　苍术各适量。

【制法】鸡蛋黄在铜勺内熬成油，调白鲜皮、苍术。

【用法】搽患处。

【处方】苦楝子　猪油各适量。

【制法】苦楝子烤黄，研为细末，加猪油调成膏。

【用法】搽患处。

主治头癣。

【处方】五倍子 30g　米醋 60g。

【制法】五倍子水煎成汁，加入米醋。

【用法】涂患处。

【处方】蜂房 1 个　蜈蚣 1 条　明矾 3g。

【制法】明矾研细末，入蜂房内，然后共放瓦上烤焦，研为细末，麻油调和。

【用法】涂患处。

【处方】酒精 70ml　甘油 30ml　水杨酸 6g
　　　　苯酚 4g。

【制法】混合后，反复震荡为混合剂。

【用法】涂搽患处，每日 1 次。

【处方】大黄 30g　雄黄 30g
　　　　花椒 15g　硫黄 30g。

【制法】共为细末，香油调之。

【用法】涂患处。

【处方】海螵蛸 3g　密陀僧 32　蛇床子 3g
　　　　硫黄 3g　　花椒 3g　　焦杏仁 3g。

【制法】共为细末，香油调之。

【用法】搽患处。

【处方】石榴皮 15g。
【制法】石榴皮炒炭为细末，香油调。
【用法】涂患处。

第十三节　其他皮肤病

一、剥脱性皮炎
【处方】甘草 3g　赤芍 9g　知母 12g　川连 9g
　　　　黄芩 9g　栀子 9g　犀角 3g　　元参 9g
　　　　丹皮 9g　连翘 4g　二花 30g　桔梗 5g
　　　　生石膏 30g　淡竹叶 6g。

斑毒盛，加地丁 15g、西红花 1.5g、紫草茸 9g、大青叶 9g；黄疸、肝大，加茵陈 9g、桃仁 6g；小便不利，加竹叶 30g、白茅根 15g、木通 5g；皮肤脓毒，加蒲公英 15g、败酱草 9g、浙贝母 9g、花粉 9g；结膜炎，加菊花 9g、谷精草 6g；心衰，加西洋参 9g、寸冬 15g、五味子 9g、石斛 12g。

【制法】水煎。
【用法】每日 1 剂，分 2 次服。

二、手癣（鹅掌风）

【处方】青黛适量。

【制法】用开水冲化。

【用法】涂搽患处。

【处方】蓖麻叶适量。

【制法】揉软。

【用法】贴患处。

【处方】鲜柏叶 12g。

【制法】加适量水煎二三沸。

【用法】先熏后洗，每日 2 次（七八日愈）。

【处方】苦参 120g　菖蒲 30g　猪苦胆 3 个。

【制法】先将前 2 味药煎好去渣，入胆汁。

【用法】每日早、晚各洗手 1 次。

【处方】牛骨髓 120g　生蟾酥（为末）1.5g。

【制法】牛骨髓放锅内，慢火化开，入蟾酥搅匀，冷后服用。

【用法】早、晚服半茶匙。

三、疥疮

【处方】硫黄　白矾　麻雀粪　发灰各等分。

【制法】共为细末，香油调和。

【用法】涂患处。

【处方】硫黄 120g　醋 250g。

【制法】将硫黄放锅内，文火熔化，用醋浸泡，1 日后取出硫黄，研为细末，香油调之。

【用法】搽患处。

四、雀斑

【处方】僵蚕　白附子　密陀僧　防风各等分　肥皂适量。

【制法】共为细末，与肥皂搅匀。

【用法】不拘时洗脸。

【处方】桃仁　冬瓜仁各等量。

【制法】共为细末，蜜调涂面部。

五、冻疮

【处方】当归 12g　桂枝 9g　赤芍 9g　甘草 5g
　　　　生姜 5g　红枣（去核）5 枚。

【制法】水煎。

【用法】每日 1 剂，分 2 次服。

【处方】山楂。

【制法】每次 1 个，火上烧热捣烂。

【用法】涂患处。

【处方】黄蜡 60g　猪油 120g　松香 60g
　　　　冰片 0.3g　赤石脂 9g。

【制法】先将猪油化开，去渣，再下黄蜡、松香使混合均匀，最后下赤石脂、冰片成黄色药膏即成。用时将药摊在纸上。

【用法】贴患处。

【处方】茄子秆 60g。

【制法】水煮。

【用法】用水煮液浸洗患处。亦可用苦楝子 60g煎水洗患处。

【处方】鸡蛋黄　冰片少许。

【制法】用铁锅炼鸡蛋黄出油后，加冰片少许混匀。

【用法】用药膏涂患处（用于破溃者）。

【处方】枯矾 30g　干姜（炒黄）30g。
【制法】共为细末。
【用法】外敷患处。

六、过敏性水疱

【处方】生地 12g　当归 9g　紫草 9g　荆芥 9g
　　　　牛子 3g　　茯苓 9g　黄芩 9g　竹叶 6g
　　　　川芎 3g　　木通 3g　蝉衣 3g　甘草 9g
　　　　晚蚕沙 18g　丝瓜络 5g。
【制法】水煎。
【用法】每日 1 剂，分 2 次服，2 剂即见效。

七、漆疮

【处方】蟹 1 个。
【制法】将蟹用水煮熟，取水煮液。
【用法】先用白矾水洗患处，再取上液洗患处。亦可用蟹黄搽患处。

八、接触性皮炎

【处方】煅赤石脂 500g　煅石膏 500g

制炉甘石 250g　煅滑石 1 000g。

【制法】共为细末，油调为糊状。

【用法】敷患处，每日换 1 次药。

治疗药物性皮疹、臁疮、黄水疮、浸淫疮等亦效。

九、皮肤瘙痒症

【处方】当归 15g　　杭芍 9g　　川芎 6g　　防风 9g

　　　　黄芪 6g　　　生地 12g　荆芥 5g　　浮萍 9g

　　　　甘草 3g　　　白蒺藜 9g　何首乌 6g。

【制法】水煎。

【用法】每日 1 剂，分 2 次服。

【处方】白鲜皮 9g　蝉衣 9g　　牛子 6g　　二花 9g

　　　　连翘 9g　　栀子 9g　　丹皮 9g　　赤芍 9g

　　　　生地 20g　黄芩 6g　　紫草 6g　　防风 6g

　　　　茯苓 6g　　甘草 3g。

【制法】水煎。

【用法】每日 1 剂，分 2 次服。

亦可用于治疗神经性皮炎和荨麻疹。

【处方】地肤子 6g　丹皮 9g　　蝉衣 9g

　　　　　　白鲜皮 12g　浮萍 9g　　赤芍 9g

　　　　　　地丁 12g　　紫草 12g　连翘 12g

　　　　　　二花 12g　　防风 9g　　荆芥 9g。

【制法】水煎。

【用法】每日 1 剂，分 2 次服。

【处方】当归　　赤芍　　生地　　丹皮　　元参

　　　　知母　　石膏　　连翘　　紫草　　蝉衣

　　　　蒲公英　　木通。

药量因人而异。

【制法】水煎。

【用法】每日 1 剂，分 2 次服。

【处方】蛇床子 60g　　苦参 60g。

【制法】熬成药膏。

【处方】黄柏 9g　　苦参 9g　　荆芥 15g。

【制法】水煎。

【用法】每日 1 剂，分 2 次服。

十、足癣

【处方】樟脑　　硼砂　　枯矾各等分　　冰片 0.3g。

患处溃烂、疼痛，可加乳香 1g、轻粉 0.13g。

【制法】共为细末。

【用法】用酒水洗干净患处，再用棉花蘸药面搽患处，每日 2 次。

【处方】鲜桃叶适量。

【制法】捣烂。

【用法】敷患处。

【处方】香烟灰　冰片适量。

【制法】共为细末。

【用法】撒患处。

【处方】轻粉　硫黄　枯矾各等分。

【制法】共为细末。

【用法】撒患处。

【处方】凤仙花 1 把　枯矾少许。

【制法】共捣烂。

【用法】贴患处。

【处方】阿司匹林 2g。

第一部分　张伯刚家传效验方

【制法】用凉开水调成糊状。

【用法】涂于患处，纱布包扎。

十一、鸡眼

【处方】鸦胆子适量。

【制法】去皮捣作饼。

【用法】贴患处，每日换 1 次。

【处方】1%普鲁卡因 2ml。

【用法】封闭太溪穴，每 15 日封闭 1 次，四五次后可愈。

【处方】食盐　食碱　白矾各等分。

【制法】共为细末，用白酒调成糊状。

【用法】用手术刀割去鸡眼角质层，以出血为度，敷药。待敷之药干后再换药。

【处方】蜈蚣 1 条。

【制法】焙干为细末，油调之。

【用法】涂患处，每日换 1 次药，7 日即见效。

第十四节　脱发

【处方】女贞子 9g　五味子 6g　枸杞子 9g
　　　　菟丝子 9g　车前子 6g。

【制法】水煎。

【用法】每日 1 剂，分 2 次服。

【处方】当归 250g　柏子仁 250g。

【制法】共为细面，蜜为丸，每丸 9g。

【用法】每次服 1 丸，每日 2 次。

【处方】当归 30g　川芎 24g　白芍 30g
　　　　天麻 24g　羌活 24g　熟地 60g
　　　　木瓜 18g　菟丝子 60g。

【制法】共为细面，蜜为丸，每丸 9g。

【用法】早、晚各服 1 丸。

第十五节　神经性皮炎

【处方】复方黄连膏 60g　狼毒方粉 9g。

　　复方黄连膏：去湿原料膏 300g、官粉 30g、黄
连末 30g、轻粉 30g，共调匀。

去湿原料膏：苦参 15g、薄荷 9g、防风 9g、鹤虱 9g、荆芥穗 15g、白芷 9g、大黄 9g、灵仙 12g、连翘 12g、苍术 9g、枫子 30g、白鲜皮 15g、五倍子 15g，用香油 1 500g 将上药煎枯去渣，加黄蜡 240g，溶化过滤成膏。

狼毒方粉：狼毒、槟榔、蛇床子、川椒、硫黄、文蛤、大枫子、枯矾各适量研粉。

【制法】混合调匀。

【用法】外搽局部（患处）。

此方适用于臀部、阴部的神经性皮炎。

【处方】黄凡士林 120g　黄连末 12g
　　　　二妙散 6g。

【制法】混合成膏。

【用法】涂患处。

治神经性皮炎有效，也治顽癣、干癣等。

【处方】苦杏仁 15g　雄精 3g　硫黄（研细）1.5g
　　　　五味去湿散 30g　玉皇膏 30g。

上方为杏仁膏。

五味去湿散：黄柏 30g　蛤粉 60g　　轻粉 30g
　　　　　　白芷 30g　煅石膏 60g　梅片 6g。

共为细末，备用。

玉皇膏：当归身 30g　白芷 9g　甘草 30g

姜黄 9g。

投各药于麻油 1 250g 中，浸 3 日，再以文火炸为微黄色，滤过后加白蜡 60g，熔化，待凉加轻粉 6g、梅片 3g，备用。

【制法】苦杏仁焙干研至出油，再和诸味药调匀成膏。

【用法】涂患处。

【处方】五玉膏：

五味去湿散 30g　广丹 3g

雄精 3g　硫黄 3g　玉皇膏 30g。

【制法】把各药研细后搅入玉皇膏内，备用。

方法 1：方中去硫黄，加轻粉 6g、血竭 3g。

方法 2：方中去广丹、硫黄，加轻粉 6g、血竭 3g。

【用法】以上两法任选其一。将手洗净后，涂药于患处。用手指均匀涂搽，使药深达皮层。每日涂药一二次，不包扎。

第三章　妇产科病

第一节　月经病

一、月经不调

【处方】紫丹参 180g。

【制法】水煎。

【用法】每日 9g，行经开始停服 10 日，之后继续服药。

【处方】棉花籽 250g。

【制法】炒焦，研末，分为 4 包。

【用法】早、晚各服 1 包，开水加红糖少许，送服。

【处方】山楂。

【制法】水煎。

【用法】煎好后放红糖 240g，分 2 次服。

主治月经不调。

【处方】归尾 9g　没药 9g　红花 9g　甜酒 60g。

【制法】水煎。

【用法】每日 1 剂，分 2 次服，连服 5 剂。

主治室女经闭。

【处方】韭菜 30g。

【制法】捣汁。

【用法】每日 1 剂，分 2 次服。

主治逆经。

【处方】西红花 3g　玉片 9g　香附 9g　牛膝 9g。

【制法】共为末，蜜为丸，每丸重 6g。

【用法】早、晚各服 1 丸。

主治逆经。

【处方】熟地 15g　　白芍 12g　　川芎 6g

　　　　白术 6g　　续断 6g　　五味子 6g

　　　　肉桂 1g　　柴胡 3g。

【制法】水煎。

【用法】每日 1 剂，分 2 次服。

主治月经后期。

【处方】丹皮 9g　地骨皮 15g　白芍 9g

熟地 6g　青蒿 6g　茯苓 3g　黄柏 6g。

【制法】水煎。

【用法】每日 1 剂，分 2 次服。

主治月经先期。

【处方】生地 30g　元参 30g　白芍 15g

麦冬 15g　地骨皮 9g　阿胶 9g。

【制法】水煎。

【用法】每日 1 剂，分 2 次服。

主治月经先期，量少者。

【处方】菟丝子 30g　白芍 30g　当归 30g

熟地 15g　　茯苓 9g　　山药 15g

荆芥穗 6g　　柴胡 3g。

【制法】水煎。

【用法】每日 1 剂，分 2 次服。

主治月经先后定期。

二、痛经

【处方】当归 9g　川芎 9g　熟地 9g　白芍 9g

乌药 6g　白术 9g　茯苓 6g　甘草 3g

　　　　阿胶珠 9g　祁艾 9g　肉桂 6g　黄芪 12g

　　　　吴茱萸 6g　小茴香 6g　破故纸 9g。

【制法】水煎。

【用法】每日 1 剂，分 2 次服。

【处方】当归 9g　川芎 6g　杭芍 15g　桃仁 6g

　　　　红花 6g　木通 6g　香附 9g　甘草 3g

　　　　广木香 5g。

【制法】水煎。

【用法】每日 1 剂，分 2 次服。

【处方】当归 9g　川芎 6g　杭芍 15g　桃仁 6g

　　　　红花 6g　木通 6g　香附 9g　甘草 3g

　　　　广木香 5g。

【制法】水煎。

【用法】每日 1 剂，分 2 次服。

【处方】当归 6g　香附 3g　红花 2g

　　　　山楂 6g　三棱 3g。

【制法】水煎。

【用法】每日 1 剂，分 2 次服。

主治月经困难性痛经。

第一部分　张伯刚家传效验方

【处方】当归 18g 沙参 12g 官桂 6g

山楂核（醋炒）9g 元胡（醋炒）9g。

【制法】水煎。

【用法】每日 1 剂，分 2 次服。

【处方】中将汤：

赤石脂（炒）9g 当归 18g 官桂 6g

元胡（醋炒）9g 肉豆蔻 9g 丁香 6g

郁金（醋炒）6g 沙参 12g 甘草 6g

续断（酒炒）6g 怀牛膝 9g 苦参 9g

山楂核（醋炒）9g。

【制法】上药轧作粗渣，分为 3 剂。

【用法】每日 1 剂。药渣放碗中，开水浸 30 分钟后将汤服下。每日浸服 3 次。

【处方】当归 9g 白芍 6g 川芎 6g

丹皮 6g 桃仁 6g 红花 8g

桂枝 5g 牛膝 5g 元胡 6g。

【制法】水煎。

【用法】每日 1 剂，分 2 次服。

主治炎症性痛经。

【处方】杭芍 9g　丹皮 6g　桃仁 6g　桂枝 6g
　　　茯苓 6g　当归 6g　元胡 9g　甘草 3g。

【制法】水煎。

【用法】每日 1 剂，分 2 次服。

主治经前腹痛，此方为膈下逐瘀汤。

【处方】熟地 15g　白芍 12g　川芎 6g
　　　白术 9g　　续断 6g　　柴胡 2g
　　　肉桂 1g　　五味子 5g。

【制法】水煎。

【用法】每日 1 剂，分 2 次服。

主治经后腹痛。此方为温经摄血汤。

第二节　崩　漏

【处方】菟丝子 30g　当归 12g　白芍 9g
　　　蒲黄炭 12g　熟地 12g　续断 15g
　　　焦杜仲 12g　阿胶 9g　　祁艾 6g
　　　炙黄芪 18g　炙甘草 3g　山药 30g。

出血过多，加党参 15g；失眠、心烦，加炒枣仁 15g、丹参 15g；发烧出汗，加地骨皮 15g、生地 9g；腹胀，加台乌 9g；小腹拒按，有块状物，去熟地、党参，加元胡 9g、炒蒲黄 9g、五灵脂 9g、香附 9g。

【制法】水煎。

【用法】每日 1 剂，分 2 次服。

主治子宫功能性出血。

【处方】酒当归 30g　生黄芪 30g

三七根（研）9g　霜桑叶 3g。

【制法】水煎。

【用法】每日 1 剂，分 2 次服。

【处方】白术 30g　生地 18g　山萸肉 18g

龙骨 18g　白芍 12g　海螵蛸 12g

茜草 6g　棕榈炭 6g　五倍子末 30g。

【制法】水煎。

【用法】每日 1 剂，分 2 次服。

主治月经过多或淋漓不净。

【处方】鸡蛋 1 个　汉三七末 3g。

【制法】将鸡蛋开一小孔，装入三七末，糊口蒸熟。

【用法】每日吃 1 个鸡蛋，连吃 3 日。

主治产后下血不止。

【处方】 生赭石 24g　生龙骨 21g　生牡蛎 21g
　　　　海螵蛸 12g　荆芥炭 12g　杭白芍 15g
　　　　石榴皮 15g　血余炭（炒）9g
　　　　大蓟 15g。

【制法】水煎。

【用法】每日 1 剂，分 2 次服。

【处方】当归 9g　川芎 3g　白芍 12g　生地 15g
　　　　艾叶 8g　阿胶 9g　甘草 3g。

有热者，加黄芩 6g；血不止，加棕榈炭 9g、牡蛎 15g。

【制法】水煎。

【用法】每日 1 剂，分 2 次服。

主治产后下血不止。

【处方】当归 6g　　白芍 6g　　生地炭 6g
　　　　荆芥炭 5g　阿胶珠 9g　焦地榆 9g
　　　　焦山楂 6g　杜仲炭 9g　益母草 9g
　　　　桃仁 3g　　茜草 3g 为引。

【制法】水煎。

第一部分　张伯刚家传效验方

【用法】每日 1 剂，分 2 次服。

主治不全流产出血。

【处方】白芍 6g　生地 9g　小蓟 9g　茜草 6g
　　　　炒槐米 9g　蒲黄炭 9g　乌贼骨 9g
　　　　女贞子 9g　刘寄奴 6g　甘草 6g。

【制法】水煎。

【用法】每日 1 剂，分 2 次服。

主治功能性子宫出血。

【处方】当归 15g　贯仲炭 30g　生地炭 15g
　　　　阿胶 12g　乌贼骨 15g　黄芩炭 9g
　　　　杭芍 9g　仙鹤草 15g　侧柏炭 15g。

【制法】水煎。

【用法】每日 1 剂，分 2 次服。

主治血崩色鲜红者。

【处方】当归 15g　党参 15g　炒枣仁 9g
　　　　白术 9g　茯苓 9g　龟板胶 15g
　　　　黄芪 30g　牡蛎 9g　生地炭 9g
　　　　白芍 6g　鹿角胶 15g　阿胶珠 12g。

【制法】水煎。

【用法】每日 1 剂，分 2 次服。

主治顽固性崩漏出血不止。

【处方】生黄芪 15g　莲房炭 5g　白芍 9g

生地炭 9g　地榆炭 9g　当归 9g

黄柏炭 9g　阿胶珠 9g　元参 6g

白术 9g　　升麻 5g　　甘草 3g

【制法】水煎。

【用法】每日 1 剂，分 2 次服。

第三节　带　下

一、白带

【处方】白芍 60g　绿豆芽 60g　红糖 60g。

【制法】水煎。

【用法】每日 1 剂，分 2 次服。

【处方】桂枝 6g　茯苓 15g　桃仁 6g　白芍 12g

粉丹皮 9g。

痛者，加当归、香附、元胡。

【制法】水煎。

【用法】每日 1 剂，分 2 次服。

【处方】盐知母 5g　川芎 6g　酒白芍 15g

　　　　生地炭 9g　柴胡 3g　盐黄柏 5g

　　　　炙甘草 3g　当归 15g　白果仁 9g

　　　　焦白果 9g　芡实 15g　炒山药 15g

　　　　杜仲（煨）9g。

【制法】水煎。

【用法】每日 1 剂，分 2 次服。

【处方】乌贼骨 240g　白芷 24g

　　　　妇人发炭 12g。

【制法】共研细面，红豆蔻 90g，熬膏入药面为丸，每丸重 9g。

【用法】每服 9g，每日 2 次。

【处方】白芍 30g　白术 21g

　　　　山药 30g　连翘 15g。

【制法】水煎。

【用法】第 1 剂用黄柏 2g 为引，第 2、第 3 剂用官桂 2g 为引。每日 1 剂，分 2 次服。

【处方】生白芍 150g　干姜 30g。

【制法】共为细末，水为丸。

【用法】早、晚各服 9g。

【处方】苍术 60g　　白术 120g　　硫黄 500g

　　　　茯苓 120g　　芡实 60g　　石莲子 150g

　　　　粉甘草 30g。

【制法】硫黄用醋制 9 次，上药共为末，蜜为丸，每丸重 9g。

【用法】每日 2 次，早、晚各服 1 丸，黄酒送下。

【处方】益母草 5g　　当归 30g　　香附 30g

　　　　山萸肉 15g　　川芎 6g　　茯苓 6g

　　　　菟丝子 9g　　红花 5g　　艾叶 3g

　　　　穿山甲 15g　　甘草 3g。

【制法】共为细末，蜜为丸，每丸重 9g。

【用法】早、晚各服 1 丸，黄酒送下。

【处方】茯苓 15g　　白芍 15g　　柴胡 6g　　陈皮 6g

　　　　茵陈 9g　　炒栀子 9g。

【制法】水煎。

【用法】每日 1 剂，分 2 次服。

主治青绿带。青绿带为腐烂组织分泌物形成。

【处方】生薏仁 18g　生山药 15g　生龙骨 9g
　　　　生牡蛎 9g　　海螵蛸 9g　　山萸肉 12g
　　　　鹿角霜 3g　　白芍 9g　　　茜草 3g。

【制法】水煎。

【用法】每日 1 剂，分 2 次服。

【处方】白术 30g　　山药 30g　人参 6g
　　　　白芍 15g　　苍术 3g　　车前子 9g
　　　　甘草 3g　　　陈皮 3g　　黑芥穗 3g
　　　　柴胡 3g。

【制法】水煎。

【用法】每日 1 剂，分 2 次服。

二、赤白带下

【处方】白果 15g　　黄芪 9g　　生白芍 9g
　　　　龙骨 15g　　牡蛎 15g　　茜草炭 6g
　　　　炒枣仁 6g　　茜草 6g　　杜仲炭 12g
　　　　海螵蛸（去壳）12g　五倍子（研细）1g。

【制法】水煎。

【用法】每日 1 剂，分 2 次服。

【处方】山药 30g　生龙骨 15g　生牡蛎 15g
　　　　白术 12g　海螵蛸 12g　鹿角胶 9g
　　　　茜草 9g　甘草 9g。

【制法】水煎。

【用法】每日 1 剂，分 2 次服。

【处方】生牡蛎 15g　当归 15g　白芍 9g
　　　　焦栀子 9g　柴胡 3g　茯苓 15g
　　　　生龙骨 15g　白术 9g　黄芪 15g
　　　　吴茱萸 3g　党参 15g　炮姜 5g
　　　　炒枣仁 15g　砂仁 6g　甘草 6g。

【制法】水煎。

【用法】每日 1 剂，分 2 次服。

【处方】当归 30g　白芍 30g　柴胡 3g
　　　　茯苓 15g　白术 9g　生牡蛎 15g
　　　　黄芪 15g　党参 15g　焦栀子 9g
　　　　炮姜 5g　砂仁 6g　吴茱萸 3g
　　　　甘草 6g　生龙骨 15g　炒枣仁 15g。

【制法】水煎。

【用法】每日 1 剂，分 2 次服。

第一部分　张伯刚家传效验方

【处方】当归 30g　白芍 30g　生地 15g

　　　　阿胶 10g　丹皮 9g　　黄柏 6g

　　　　牛膝 6g　　香附 3g　　黑豆 30g

　　　　大枣 10 枚。

【制法】水煎。

【用法】每日 1 剂，分 2 次服。

三、黄带

【处方】芡实 30g　白果 9g　黄柏 6g　山药 30g。

【制法】水煎。

【用法】每日 1 剂，分 2 次服。此方甚效。

【处方】黄连 15g　白头翁 15g。

【制法】共为细末，蜜为丸，每丸重 6g，如枣形。

【用法】每次用药 1 丸，塞入阴道。

主治黄白带下，属滴虫性阴道炎者。

【处方】黄柏 6g　苦参 9g　枯矾 6g　蛇床子 9g。

【制法】水煎。

【用法】先熏后洗阴部。

主治黄带，外阴瘙痒。

【处方】黄柏 6g　　苍术 9g　　蛇床子 9g

山药 15g　　苦参 6g　　甘草 5g。

【制法】水煎。

【用法】每日 1 剂，分 2 次服。

主治滴虫性阴道炎。

【处方】乌梅 5 个　　百部 15g。

【制法】水煎汤 50ml。

【用法】用注射器将药液注入阴道，保留 10~15 分钟，每日 1 次。

主治滴虫性阴道炎。

第四节　妊娠恶阻

【处方】当归 9g　　白术 12g　　香附 6g　　橘红 6g

砂仁 5g　　玉竹 9g　　川朴 6g　　竹茹 5g

甘草 3g　　生姜 3 片为引。

【制法】水煎。

【用法】每日 1 剂，分 2 次服。

【处方】姜半夏 9g　　乌梅 3g　　黄连 2.5g。

【制法】水煎（浓煎）。

【用法】每日1剂，缓服。

【处方】当归6g　白术6g　茯苓6g　姜半夏6g

　　　　寸冬6g　竹茹6g　山药6g　炙甘草5g。

严重者加代赭石5g。

【制法】水煎。

【用法】每日1剂，分2次服。

【处方】生赭石30g　党参9g　　山药30g

　　　　清半夏18g　白芍18g　枸杞15g

　　　　山萸肉12g　青黛9g　　生地24g。

【制法】上药用半夏水淘3次，再水煎。

【用法】每日1剂，少量频服。

【处方】姜半夏9g　决明子9g　陈皮6g

　　　　代赭石15g　旋覆花9g　生姜5g。

舌苔黄者，加竹茹；胃阴虚者，加西洋参、寸
冬。

【制法】水煎浓汁。

【用法】每日1剂，每隔15分钟缓缓饮一口，
约半日服完。

【处方】伏龙肝 60g　姜半夏 6g　生姜 5 片。

【制法】水煎。

【用法】缓缓服下。

【处方】白术 6g　大腹皮 9g　玉片 6g　木瓜 6g

茯苓 9g　广木香 3g　猪苓 6g　泽泻 6g

陈皮 6g　桑白皮 5g　砂仁 6g　紫苏 6g。

腿脚肿甚者，加防己 6g；喘甚者，加葶苈子 6g。

【制法】水煎。

【用法】每日 1 剂，分 2 次服。

凡妊娠五六个月肿者特效。

第五节　流产（滑胎）

【处方】当归 12g　黄芪 9g　川芎 6g　杭芍 9g

熟地 12g　枸杞 9g　黄芩 6g　续断 9g

山萸肉 12g　杜仲炭 9g　山药 9g

阿胶珠 9g　白术 6g　甘草 6g。

【制法】水煎。

【用法】每日 1 剂，分 2 次服。

主治习惯性流产。

【处方】人参 6g　白术 6g　当归 9g　熟地 12g

　　　　续断 9g　阿胶 9g　黄芩 6g　黄芪 15g

　　　　桑寄生 10g　菟丝子 9g　杭芍 9g

　　　　补骨脂 6g　海螵蛸 9g。

【制法】水煎。

【用法】每日 1 剂，分 2 次服。

主治习惯性流产。

【处方】熟地 360g　当归 360g　白术 360g

　　　　黄芩 180g　续断 360g　炙杜仲 360g。

【制法】共为末，蜜为丸，每丸重 9g。

【用法】早、晚各 1 丸，妊娠 3 个月、5 个月、
7 个月时服。

主治习惯性流产。

【处方】白术 15g　菟丝子 15g　桑寄生 9g

　　　　艾叶 3 片。

【制法】水煎。

【用法】妊娠后每月服 2 剂。

主治习惯性流产。

【处方】当归 15g　川芎 6g　白芍 6g　大腹皮 3g

犀角 3g　黄芩 3g　陈皮 6g　白术 9g

枳壳 5g　祁艾 5g　甘草 3g。

【制法】水煎。

【用法】每日 1 剂，分 2 次服。

主治胎气上逆。此方为解悬保胎饮。

【处方】当归 9g　白芍 9g　川芎 5g　炙甘草 5g

茯苓 6g　党参 9g　陈皮 6g　大腹皮 6g

紫苏 6g。

【制法】水煎。

【用法】每日 1 剂，分 2 次服。

主治胎气上逆。

【处方】党参 9g　白术 15g　茯苓 9g　甘草 6g

栀子 9g　枳壳 3g　砂仁 9g　薄荷 3g

当归 30g　白芍 30g。

【制法】水煎。

【用法】每日 1 剂，分 2 次服。

主治胎气上逆。

【处方】当归 12g　白芍 9g　川芎 9g　陈皮 9g

香附 12g　枳壳 9g　苏梗 6g　木香 5g

茯苓 12g　川朴 9g　粉甘草 3g。

【制法】水煎。

【用法】每日 1 剂，分 2 次服。

主治胎气上逆。

第六节　子宫肌瘤

【处方】当归 24g　川芎 15g　益母草 30g

　　　　桃仁 9g　　炮姜 3g　　炒荆芥 9g

　　　　炙甘草 3g。

有结节者加三棱 6g、莪术 6g、肉桂 3g。

【制法】水煎。

【用法】每日 1 剂，分 2 次服，30 日为 1 个疗程。经期或有出血者减量用。

亦治子宫肥大。

【处方】当归 10g　党参 10g　桂枝 10g

　　　　白芍 10g　台乌 10g　丹参 12g

　　　　阿胶 12g　三七 2g　　大腹皮 6g

　　　　香附 6g　　西红花 3g　吴茱萸 3g

　　　　甘草 3g。

【制法】水煎。

【用法】每日 1 剂，分 2 次服。

【处方】全蝎 30g　僵蚕 30g　　穿山甲 30g
　　　　蝉衣 30g　夜明砂 30g　蜈蚣 7 条。

【制法】共为细末，蜜为丸，如桐子大。

【用法】每次服 20 丸，日服 3 次。

第七节　乳腺炎

【处方】全栝楼12g　蒲公英 30g　当归 9g
　　　　王不留 9g　穿山甲 5g　赤芍 5g
　　　　丝瓜络 5g　青皮 3g　　漏芦 5g
　　　　木通 3g　　川芎 3g。

形寒发热者，加荆芥 5g、防风 5g，外敷金黄膏加雄麝散。

【制法】水煎。

【用法】每日 1 剂，分 2 次服。

主治初起未化脓者。

【处方】二花 60g　蒲公英 30g　归尾 15g
　　　　乳香 6g　甘草 5g。

【制法】水煎。

【用法】每日 1 剂，分 2 次服。

【处方】二花 10g　蒲公英 5g　地丁 20g
　　　　甘草 3g。

【制法】水煎。

【用法】每日 1 剂，分 2 次服。

【处方】柴胡 3g　大贝母 9g　穿山甲 6g
　　　　陈皮 5g　炙乳香　　炙没药各 6g
　　　　元胡 6g　炙香附 6g　广木香 3g
　　　　归尾 9g　苦楝子 9g　桃仁泥 6g
　　　　赤芍 6g　橘络 3g　　蒲公英 12g。

【制法】水煎。

【用法】每日 1 剂，分 2 次服。

【处方】茜草 6g　川椒 3g　官粉 3g　铜绿 3g
　　　　轻粉 15g　冰片 3g　炙没药 3g。

【制法】共为细末，用猪油捣如泥，用油纸两
张，将药放中间，将一面纸扎孔（名曰夹纸膏）。

【用法】将夹纸膏贴疮面。

【处方】知母 24g　连翘 12g　穿山甲 6g
　　　　栝楼 15g　丹参 12g　生乳香 12g

生没药 12g。

【制法】水煎。

【用法】每日 1 剂，分 2 次服。

【处方】二花 24g　陈皮 9g　连翘 9g

　　　　青皮 6g　　甘草 6g　蒲公英 15g

　　　　乳香 6g 为引。

【制法】水煎。

【用法】每日 1 剂，分 2 次服。

【处方】姜半夏 3 粒。

【制法】以绢布包半夏。

【用法】左乳病塞右鼻孔，右乳病塞左鼻孔。

【处方】鸡蛋 2 个　鹿茸（研细）1.5g。

【制法】鸡蛋煮熟去白，将蛋黄煨油调鹿茸末。

【用法】先用盐水洗净患处，涂油。

主治乳头皲裂。

【处方】川贝母 6g　花粉 15g　当归 9g

　　　　蒲公英 18g　甘草 6g　穿山甲 6g。

【制法】水煎。

【用法】每日 1 剂，分 2 次服。

【处方】当归 18g　白芷 6g　夏枯草 9g

　　　　花粉 9g　　连翘 9g　蒲公英 24g

　　　　地丁 24g　二花 9g　川贝 6g。

【制法】水煎。

【用法】每日 1 剂，分 2 次服。

【处方】芒硝 60g　药棉 15g　油纸 1 张。

【制法】将芒硝用盐水化开，药棉浸内。

【用法】把药棉敷患处，外罩油纸，每日换 1 次。

第八节　妇科杂症

一、不孕症

【处方】苍术 120g　香附 120g　姜半夏 120g

　　　　神曲 60g　　茯苓 60g　陈皮 60g

　　　　川芎 90g。

【制法】共为末，蜜为丸，每丸重 9g。

【用法】每次服 1 丸，日服 2 次。

主治身体肥胖，痰湿不孕。

【处方】当归 120g　川芎 60g　白芍 60g

生地 90g　党参 60g　白术 60g

茯苓 60g　杜仲 30g　川椒 30g

鹿角霜 60g　菟丝子 120g　甘草 30g。

【制法】研末蜜为丸，每丸重 9g。

【用法】每次服 1 丸，每日服 2 次。

主治身体过瘦，血虚而精不聚。

【处方】当归 10g　熟地 10g　仙灵牌 10g

白芍 15g　桑葚 15g　桑寄生 10g

女贞子 15g　阳起石 15a　蛇床子 5g。

经行少腹冷感、隐痛，性欲冷淡者，加鹿角霜 9g、肉桂 6g、紫石英 15g。

【制法】水煎。

【用法】每日 1 剂，连服 10~15 剂。

主治肾阳虚。本方温肾养血，调补冲任。

【处方1】茯苓 10g　生地　熟地各 9g

怀牛膝 9g　路路通 9g　穿山甲 9g

公丁香 2.5g　仙灵牌 12g　石楠叶 9g

制黄精 12g　桂枝 2.5g。

【处方2】茯苓 12g　生地　熟地各 9g

狗脊 12g　石楠叶 9g　紫石英 12g

仙茅 9g　熟女贞 9g　肉苁蓉 9g

葫芦巴 9g　鹿角霜 9g　仙灵牌 12g。

【制法】上两方皆用水煎。

【用法】月经净后用方 1，7 剂，至中期，即排卵期，换服方 2。经行可随证调治。肾阳虚，酌加肉桂、附子、乌鸡白凤丸及河车大造丸。每日 1 剂，分 2 次服。

主治肾阴虚，月经后期，量少无血块。

【处方】丹皮 10g　栀子 10g　当归 10g

白芍 10g　柴胡 10g　茯苓 10g

白术 10g　茜草 10g　海螵蛸 15g。

经期腹胀，加川楝子 10g、元胡 10g、台乌 10g；痛经剧，气滞血瘀，加丹参、乳香、没药等；乳房胀痛，加王不留、穿山甲、青皮；经期头痛，夜间多梦，加夏枯草、钩藤。

【制法】水煎。

【用法】每日 1 剂，分 2 次服。经期或经后服 3~6 剂。

主治肝郁不孕，经期先后无定期，经来腹痛。

【处方】当归 25g 山楂 25g 川芎 10g

红花 10g 蒲黄 10g 丹参 15g

桃仁 10g 五灵脂 10g。

气滞，加木香、玉片、栝楼、郁金；少腹痛，寒者，用少腹逐瘀汤加减，药用当归 20g，赤芍 20g，川芎、红花、小茴香、肉桂、干姜、五灵脂、蒲黄、没药各 10g；兼湿邪者，用桂枝茯苓汤加味，桂枝、丹皮、桃仁各 10g，茯苓、白芍、贯仲各 20g，或加土茯苓、萆薢各 30g，车前子 15g。

【制法】水煎。

【用法】每日 1 剂，分 2 次服。连续服 6~15 剂。

主治血瘀，月经后期，量少有血块痛经。

二、妊娠腹痛

【处方】当归 12g 川芎 60g 白芍 18g

茯苓 12g 白术 12g 泽泻 6g

竹茹 6g 姜半夏 3g 甘草 3g

生姜 3 片为引。

【制法】水煎。

【用法】每日 1 剂，分 2 次服。

三、子痫

【处方】生白芍 30g　甘草 9g　钩藤 15g
　　　　荷叶半张　　竹茹 30g。

【制法】水煎。

【用法】每日 1 剂，分 2 次服。

【处方】桑寄生 15g　钩藤 9g　黄芩 6g
　　　　生姜 3 片。

【制法】水煎。

【用法】每日 1 剂，分 2 次服。

四、产后风

【处方】当归 9g　川芎 6g　荆芥 9g　防风 9g
　　　　丹参 6g　天麻 9g　郁金 6g。

【制法】水煎。

【用法】每日 1 剂，分 2 次服。

【处方】当归 9g　菊花 9g　防风 6g　荆芥 6g
　　　　天麻 6g　钩藤 6g　木耳 120g。

【制法】共为细末，分为 6 包。

【用法】每次 1 包，开水冲服，每日 1 次。

【处方】枯矾 6g　雄黄 12g　胡椒 30g
　　　　火硝 3g。

【制法】共为细末，用醋糊为丸。

【用法】两手各攒 1 丸，攒 1 小时即效。

主治产后抽风、神志不清、直视、项强。

【处方】当归 15g　川芎 9g　熟地 9g　人参 6g
　　　　茯神 6g　寸冬 6g　荆芥 3g　陈皮 5g
　　　　防风 3g　天麻 5g　炙甘草 3g。

【制法】水煎。

【用法】每日 1 剂，分 2 次服。

【处方】当归 30g　防风 9g　荆芥 9g
　　　　黄芪 18g　川芎 9g　白芍 6g
　　　　阿胶 12g　红花 3g　桃仁 5g。

【制法】水煎。

【用法】每日 1 剂，分 2 次服。

【处方】干姜　乳香　没药　川芎各 9g。

【制法】共为细末，醋调糊。

【用法】生男孩糊左手心，生女孩糊右手心。

【处方】南木耳 150g　胡桃仁 150g　桂枝 5g

　　　　防风 5g　附子 3g　当归 9g　荆芥 5g

　　　　甘草 3g。

【制法】各药共捣为面，再与胡桃仁同捣分为

六份。

【用法】每日早空腹服 1 份，红糖水送下。

主治产后鸡爪风（即手足痉挛）。

【处方】龙胆草（酒炒）12g　炒黄芩 9g

　　　　柴胡 9g　炒栀子 9g　党参 9g

　　　　麦冬 9g　五味子 3g　天冬 8g

　　　　黄连 2g　知母 12g　甘草 3g。

【制法】水煎。

【用法】每日 1 剂，分 2 次服。

主治产后鸡爪风。

五、产后腹痛

【处方】当归　益母草　蒲黄　五灵脂各等分。

【制法】共为细末，蜜为丸，每丸重 9g。

【用法】每次 1 丸，每日 3 次。

【处方】当归 6g　川芎 3g　桃仁 3g　炮姜 1.5g

益母草 9g。

【制法】水煎。

【用法】每日 1 剂，分 2 次服。

六、宫外孕

【处方】凤阳方：

当归尾 5g　川芎 18g　焦山楂 9g　红花 15g

益母草 9g　元胡 5g　　炮姜炭 5g　丹参 3g

泽兰叶 6g　苏木 5g　　焦栀子 5g　荆芥 5g

童便半盅。

【制法】水煎。

【用法】每日 1 剂，分 2 次服。

此为民间验方，服 5 剂效。

【处方】归尾 9g　川芎 5g　益母草 9g　红花 6g

元胡 9g　丹参 9g　泽兰叶 5g　苏木 5g

荆芥 3g　焦山楂 12g　炮姜炭 3g

焦栀子 6g　黄酒 300ml。

发作性腹疼甚者，可兼用失笑散；腹部肿物尚
可触及者，用桃仁承气汤二三剂。

【制法】水煎。

【用法】每日 1 剂，分 2 次服。

第一部分　张伯刚家传效验方

七、子宫脱垂

【处方】党参 15g　陈皮 9g　　焦白术 9g

　　　　升麻 3g　　柴胡 6g　　椿根白皮 9g

　　　　当归 9g　　山药 30g　　菟丝子 24g

　　　　牡蛎 9g　　石榴皮 9g　甘草 12g。

【制法】水煎。

【用法】每日 1 剂，分 2 次服。同时，生枳壳 15g、益母草 15g，水煎熏洗阴道。

【处方】巴戟天 6g　黄芪 18g　升麻 9g

　　　　小茴香 9g　杭芍 9g　　柴胡 6g

　　　　川楝子 6g　当归 9g　　青皮 6g

　　　　广木香 5g　甘草 6g　　荔枝核 15g。

【制法】水煎。

【用法】每日 1 剂，分 2 次服。

【处方】党参 15g　黄芪 15g　当归 9g　　升麻 3g

　　　　枳壳 15g　益母草 15g。

对子宫脱垂时间较久者，可用蛇床子 9g、枳壳 15g、益母草 9g 煎浓汤熏洗或温浸局部，能使子宫逐渐收缩易于纳入。子宫糜烂或溃疡，加黄柏 15g。

【制法】水煎。

【用法】每日 1 剂，分 2 次服。

【处方】五倍子 2g　枯矾 1.2g　蜂蜜适量
　　　　冰片少许。

【制法】把前 2 味药研为细粉，把蜂蜜放入锅内制成红黄色后将五倍子、枯矾粉、冰片放入，制成枣大的丸。

【用法】1. 把脱垂的子宫洗干净送回，有宫颈糜烂者治愈后再放药。

　　2. 把丸药放入阴道后穹窿部，四五日药丸被溶化吸收，再放 1 丸。配合针灸百会、会阴、太冲、气海、血海等。

【处方】荸荠 30g　鸡蛋 7 个。

【制法】将荸荠研为细末，分装入 7 个鸡蛋内，用白面包鸡蛋，火烧熟。

【用法】每晚睡前服 1 丸，连服 7 日为 1 疗程，适用于青年妇女一度、二度子宫脱垂。

八、胎死腹中

【处方】朴硝 6g。

【制法】用热童便冲。

【用法】服上液，胎儿即下，甚效。

九、胎盘不下

【处方】芒硝 9g　牛膝 9g。

【制法】水煎。

【用法】童便送下。

【处方】鸡蛋黄 3 个　陈醋 100g。

【制法】把蛋黄搅匀，醋熬开。

【用法】口服蛋黄液。

十、产后恶露

【处方】三棱 3g　莪术 3g　五灵脂 6g　赤芍 9g
　　　　乌药 3g　青皮 3g　黑芥穗 6g　归尾 9g
　　　　山楂炭 12g。

【制法】水煎。

【用法】每日 1 剂，分 2 次服。

十一、催乳、回乳

催乳

【处方】当归 9g　川芎 6g　穿山甲 9g
　　　　杭芍 9g　熟地 15g　王不留 15g

花粉 9g　漏芦 9g　　鹿角胶 9g

黄芪 9g　甘草 3g。

【制法】 水煎。

【用法】 每日 1 剂，分 2 次服。

【处方】 棉花籽（炒去毛）30g　生黄芪 15g

浮小麦 15g。

【制法】 水煎。

【用法】 每日 1 剂，分 2 次服。

【处方】 穿山甲 9g　王不留 15g　黑芝麻 15g

通草 6g　　红糖 1 匙。

【制法】 水煎。

【用法】 每日 1 剂，分 2 次服。

【处方】 生黄芪 30g　当归 15g　知母 12g

穿山甲 6g　元参 12g　路路通 3 个

王不留（炒）12g　丝瓜瓤为引。

【制法】 水煎。

【用法】 每日 1 剂，分 2 次服。

【处方】 生豆腐 120g　黄酒 1 盅。

【制法】豆腐水烧开后加黄酒 1 盅。

【用法】任意食之。

【处方】生黄芪 24g　当归 15g　白芷 9g

　　　　穿山甲 5g　　通草 3g　　漏芦 6g

　　　　王不留 6g　　甘草 3g。

【制法】水煎。

【用法】每日 1 剂，分 2 次服。

回乳

【处方】归尾 9g　赤芍 6g　红花 6g　牛膝 6g。

【制法】水煎。

【用法】每日 1 剂，分 2 次服。

【处方】麦芽 30g。

【制法】水煎。

【用法】当茶饮。

【处方】当归 6g　　川芎 3g　泽兰叶 5g

　　　　赤芍 6g　　牛膝 6g　焦麦芽 30g

　　　　桃仁 6g　　红花 6g。

【制法】水煎。

【用法】每日 1 剂，分 2 次服。

十二、产后血晕

【处方】人参 30g　黄芪 30g　当归 30g

　　　　黑姜 3g　焦芥穗 9g。

【制法】水煎。

【用法】每日 1 剂，分 2 次服。

【处方】人参 9g　　川芎 6g　　泽兰 6g

　　　　炒芥穗 9g　益母草 5g　炙甘草 6g。

【制法】水煎。

【用法】每日 1 剂，分 2 次服。

【处方】焦芥穗 6g　朱砂 1.8g　琥珀 1.8g。

【制法】共研末。

【用法】童便冲服。

十三、产后腹泻

【处方】白茯苓 9g　白桔梗 9g　白术 9g

　　　　白杭芍 9g　葱白 120g　生姜 120g。

【制法】上药共捣一处，装入猪肝内（用竹刀劈开），用麻蝇捆住放在砂锅内（新锅），用桑木烧火约 1 小时。

【用法】随意吃即可。

十四、产后遗尿不止

【处方】白薇　白芍各等分。

【制法】共为细末。

【用法】每次服 6g，每日 2 次，开水送下。内加覆盆子效果好，或用补中益气汤合缩泉饮效果甚效。

【处方】桑螵蛸 12 个。

【制法】为细末。

【用法】每服 6g，每日 2 次开水送下。

第九节　节　育

【处方】阿魏 3g　官粉 0.6g。

【制法】将阿魏捣烂后加入官粉研匀，用白面熬成糊，制成长圆形药锭 3 个，阴干。

【用法】将药锭塞入子宫，每日 1 个，受孕三四个月用药锭 2 个，5 个月用药锭 3 个，一般 2 日后流产。

【处方】明矾 2.1g。

【制法】研为细面。

【用法】在生下小孩后立即用白开水冲服此药，即可绝育。

【处方】硼砂 3g　红糖 60g。

【制法】混合细面。

【用法】月经过后二三日吃 1 次，可达到避孕效果。

第四章　肿瘤科

第一节　上消化道癌

【处方】生赭石 30g　旋覆花 6g　清半夏 12g

生牡蛎 30g　生水蛭 6g　南苏子 9g

海浮石 15g　鸡内金 9g　青竹茹 15g

苇根 30g　蜈蚣 8g　党参 24g　麦芽 9g。

【制法】水煎 3 次兑匀。

【用法】每日 1 剂，分 2 次服。服后有头晕、目眩、胃部不适反应，连服五六剂见效。

主治食道癌。

【处方】山药 18g　代赭石 30g　党参 15g

花粉 18g　土鳖虫 15g　天冬 12g

红花 9g　桃仁 9g　汉三七（另研）6g。

【制法】水煎。

【用法】每日 1 剂，分 2 次服。

治噎膈效方。

【处方】汉三七 30g　桃仁 30g　月石 18g
　　　　碘化钾 15g　百布圣 20g。

【制法】上药共为末，蜜为丸，每丸重 9g。

【用法】早、晚各服 1 丸。

主治食道癌（噎膈）。

【处方】山慈姑 120g　蜂蜜 250g。

【制法】山慈姑研为细末与蜂蜜混合为膏。

【用法】每次服 15~30g。

主治食道癌。

以上三方，先服前两方，即先服汤药，隔 1 小时后再服丸药。服前两方症状减轻、能吃流食、不噎塞时，再服用第 3 方。

【处方】急性子 30g　熊胆 2g　月石 15g
　　　　人指甲 1.5g。

【制法】诸药共为末，分为 6 包。每包再加 60g冰糖。

【用法】每次服 1 包，每日 2 次，用时冷服。

主治食道癌。

【处方】潞党参 15g　生赭石 30g　肉苁蓉 9g

　　　　清半夏 12g　天冬 15g　　当归 12g

　　　　炒苏子 6g　　杭芍 12g　　竹茹 6g。

【制法】水煎。

【用法】每日 1 剂，分 2 次服。

主治食道癌，有反胃者效。

【处方】急性子 9g　槐娥 9g　南沉香 9g

　　　　广木香 9g。

【制法】诸药共为细末，加入白糖 250g 熬成糊状，凝固后切成块。

【用法】含服之。

【处方】夏枯草 30g　猪牙皂（烧灰存性）1 个。

【制法】水煎。

【用法】每日 1 剂，分 2 次服。

主治食道癌，服 10 剂见效。

【处方】高丽参 6g　肉桂 6g　　枳实 9g　藿香 6g

　　　　姜半夏 6g　郁金 3g　　香附 9g　川军 6g

　　　　海南沉 6g　良姜 6g　　橘红 6g　甘草 5g

　　　　公丁香 5g。

【制法】水煎。

【用法】每日 1 剂，分 2 次服。

主治食道癌、噎膈。

【处方】党参 12g　　茯苓 12g　　刺猬皮 9g

　　　　海藻 9g　　　昆布 6g　　　炒蛤壳 12g

　　　　桃仁 9g　　　杏仁 9g　　　姜半夏 6g

　　　　陈皮 6g　　　蜂房 6g　　　急性子 6g

　　　　瓦楞子（煅）24g。

【用法】每日 1 剂，分 2 次服。

主治胃癌。

【处方】月石 1.2g　　全蝎 1.2g　　朱砂 1.2g。

【制法】共为细末。

【用法】每日 1 剂，分 2 次冲服。

主治食道癌转移颈淋巴肿大，10 剂见效。

【处方】黄芪 6g　　苍术 6g　　白术 6g　　党参 9g

　　　　升麻 3g　　厚朴 3g　　茯苓 9g　　半夏 9g

　　　　乌梅炭 9g　　姜黄连 2g　　瓦楞子 12g

　　　　刺猬皮 6g　　煅蛤壳 6g　　焦枳实 6g

　　　　全栝楼 12g　　红硇砂 1.5g

生姜 3 片为引。

【制法】水煎。

【用法】每日 1 剂，分 2 次服（主治胃癌）。

【处方】吴茱萸 3g　党参 9g　　茯苓 9g

　　　　刺猬皮 6g　九香虫 12g　砂仁 3g

　　　　上元肉 3g　姜黄连 3g　　南星 6g

　　　　五灵脂 9g　栝楼 12g　　　干姜 3g

　　　　乳香　没药各 3g　青皮　陈皮各 3g

　　　　姜半夏 9g　红硇砂（分 2 次冲服）1.5g。

【制法】水煎。

【用法】每日 1 剂，分 2 次服。

主治胃癌。

【处方】乌蛇 5g　鹿角胶 6g　砂仁 60　川朴 6g

　　　　枳壳 6g　白术 9g　乳香 6g　没药 6g

　　　　甘草 3g　广木香 6g。

【制法】水煎。

【用法】每日 1 剂，分 2 次服。

主治胃癌。

【处方】朴花 10g　昆布 9g　紫草茸 9g

　　　　　当归 12g　　全蝎 3g　　代赭石 15g

　　　　　苏梗 10g　　蜈蚣 2g　　橘红 10g

　　　　　沉香 6g　　　雄黄（另冲）0.3g。

【制法】水煎。

【用法】每日 1 剂，分 2 次服。

主治食道癌。

【处方】炙马钱子 3g　　代赭石 30g　　半夏 10g

　　　　　降沉香 6g　　　广木香 5g　　　甘草 5g。

【制法】共为细末。

【用法】每次 3g，每日 2 次

主治食道癌。

【处方】栝楼 21g　　浙贝母 21g　　柿蒂 15g

　　　　　竹茹 5g。

【制法】水煎。

【用法】每日 1 剂，分 2 次服。

主治消化道癌、呃逆、倒食、干呕。

【处方】番木鳖（文火炒黄，去皮毛）120g

　　　　　雄黄 30g　　乳香 60g　　绿月石 60g

　　　　　蛴虫 90g　　芦荟 30g　　桃仁 120g

没药 60g　麝香 9g　　水蛭 60g

大黄 60g　蜂房 90g　穿山甲 90g

指甲草根 120g　红壳苋菜根 120g

皂矾（入砂锅内煅红用）90g。

【制法】共为末，蜜为丸，每丸重 9g。

【用法】每次 1 丸，日服 3 次。

主治胃癌。

【处方】桃仁 90g　蟅虫（去足翅）90g

大黄 90g　酒浸蓬砂 90g

鸦胆子（去皮）60g。

【制法】上药禁用火烘，先将大黄、蓬砂研末，后入桃仁、蟅虫、鸦胆子，捣融和匀，蜜为丸，如指头大。

【用法】每噙 1 丸，徐徐吞之，每日 3 次，1 月见效。

主治食道癌。

【处方】鸦胆子 90g　桃仁 120g　水蛭 60g

生赭石 250g。

【制法】上药禁用火烘，先将水蛭、生赭石研细末，再入鸦胆子捣碎。

【用法】上药入藕粉内服之，每次 9g，每日 3 次。

主治食道癌。

【处方】半枝莲 60g　二花 60g。

【制法】水煎。

【用法】当茶饮之。

主治消化道癌。

【处方】炙蜂房 21g　全蝎 3g　炙蛣螂虫 21g
　　　　代赭石 21g　陈皮 3g　甘草 2.4g。

【制法】共为细末，分为 10 包。

【用法】每次 1 包，每日服 2 次。

主治食道癌。

【处方】全蝎 20g　蜈蚣 20g　　乌蛇 20g
　　　　海藻 30g　蕲蛇 20 条　穿山甲 20g。

【制法】共研为细末。

【用法】分 5 日服，每日 3 次，开水送下。此方名为抗癌散。

主治消化道癌。

【处方】焦白术 10g　人参 10g　茯苓 10g

　　　　炙黄芪 30g　柴胡 10g　当归 30g

　　　　川楝子 10g　三棱 10g　莪术 10g

　　　　台乌 10g。

【制法】共研为细末。

【用法】分 5 日服，每日 3 次，开水送下。此方名为抗癌散。

主治消化道癌。

【处方】焦白术 10g　人参 10g　茯苓 10g

　　　　炙黄芪 30g　柴胡 10g　当归 30g

　　　　川楝子 10g　三棱 10g　莪术 10g

　　　　台乌 10g。

【制法】水煎。

【用法】每日 1 剂，分 2 次服。此方名为扶正散。

主治消化道癌、肺癌。

第二节　肝癌

【处方】丹皮 9g　桃仁 6g　橘红 6g

　　　　桂枝 6g　砂仁 3g　茜草 9g

甘草 9g　水红花子 30g。

有黄疸加茵陈、姜黄、郁金、鸡内金，肝大加鳖甲、柴胡、莪术。

【制法】水煎。

【用法】每日 1 剂，分 2 次服。

【处方 1】轻粉（炒黄）0.7g　斑蝥 0.7g
　　　　　巴豆霜 0.7g　防风 5　蝉衣 5g
　　　　　土茯苓 12g。

【制法】共为细末，蜜为丸，共做 7 丸。

【处方 2】乳香 9g　没药 9g　牛黄 0.6g
　　　　　麝香 0.6g　犀角 3g。

【制法】共为细末，蜜为丸，每丸重 3g。

【处方 3】当归 90g　白芍 90g　焦栀子 90g
　　　　　双花 30g。

【制法】水煎。

【用法】处方 1，每日 3 次，每次 1 茶盅；处方 2，每日晚间服 1 丸；处方 3，每日早晨 1 丸，用以下引子送此药。

土茯苓 18g、二花 30g，平均分为 7 包，每日早晨用 1 包药汤送下。

处方 1 可连续服用 3 周，停 1 周，再继续服 1

周，共用 4 周。

服药反应：服处方 1 后下泻黑色黏液样便，每日二三次。

第三节　膀胱癌

【处方】大黄 9g　　芒硝 9g　　桃仁 9g　　桂枝 6g

　　　　栀子 12g　　当归 9g　　五灵脂 9g

　　　　犀角 6g　　海金砂 6g。

【制法】水煎。

【用法】每日 1 剂，分 2 次服。

用于尿意频数，尿量减少，腹部重坠，排尿困难，常有小血块堵塞尿道，须加压把血块排出才能排尿。

【处方】党参 10g　　茯苓 10g　　白术 10g

　　　　三七 6g　　瞿麦 10g　　薏苡仁 30g

　　　　猪苓 6g　　甘草 6g　　白花蛇舌草 20g

　　　　黄柏 5g　　半枝莲 15g。

【制法】水煎。

【用法】每日 1 剂，分 2 次服。

第四节　肺癌

【处方】人参 10g　　黄芪 30g　　栝楼 12g

生地 10g　　熟地 10g　　川贝母 9g

陈皮 9g　　阿胶 12g　　炒苏子 6g

三七 3g　　甘草 5g　　升麻 3g

白花蛇舌草 15g　　半枝莲 15g。

【制法】水煎。

【用法】每日 1 剂，分 2 次服。

【处方】黄芪 30g　　前胡 6g　　川朴 10g

党参 15g　　漏芦 15g　　炒苏子 6g

麦冬 15g　　升麻 3g。　　鱼腥草 30g

土茯苓 30g。

【制法】水煎。

【用法】每日 1 剂，分 2 次服。

第五节　子宫癌

【处方】全蝎 30g　　蜈蚣 20 条　　水蛭 45g

土元 24g　　昆布 60g　　败酱草 30g

海藻 60g　　二花 30g　　蒲公英 30g

白及 60g　黄芪 90g　元明粉 15g

酒军 24g　川芎 24g　当归 30g

夏枯草 30g　生鳖甲 45g　海螵蛸 30g。

【制法】共为细末，蜜为丸，每丸 9g。

【用法】每次 1 丸，每日 2 次。

【处方】大黄 12g　丹皮 9g　冬瓜仁 9g

桃仁 9g　芒硝 9g　苍术 6g

甘草 3g　甘草 3g　薏苡仁 9g。

【制法】水煎 3 次。

【用法】每日 1 剂，分 6 次服。

【处方】生鳖甲 18g　人参 18g　花椒 9g。

【制法】共为细末，分 6 包。

【用法】每晚服 1 包，开水送下，服 24 晚见效。

【处方】荆芥炭 6g　当归 6g　川芎 6g

姜半夏 9g　白芍 9g　丹皮 6g

吴茱萸 9g　人参 6g　茯神 9g

杜仲炭 6g　陈皮 6g　阿胶 6g

生地炭 12g　桂心 6g　元胡 6g

炙甘草 6g　生姜 6g　焦栀子 6g。

可随症加元肉 9g、炙黄芪 9g、枣仁 9g、远志 6g、茯神 9g、香附 6g、白术 9g、寸冬 9g、棕榈炭 6g、地榆炭 9g、青皮 5g、海螵蛸 9g。

【制法】水煎。

【用法】每日 1 剂，分 2 次服。

克癌丹：

【处方 1】制南星 9g　黄柏 6g　栀子 9g　黄芩 9g　玉片 15g　木通 9g　龙胆草 15g。

【处方 2】制南星 9g　姜半夏 9g　陈皮 6g　海藻 329g　香附 15g　蜈蚣 2 条　紫石英 30g　当归 6g　菖蒲 30g　黄芩 6g　雄黄 9g　枳实 6g　滑石 9g。

【处方 3】龟板 30g　熟地 30g　升麻 3g　白术 15g　当归 15g　贡胶 15g　乳香 9g　没药 9g　槐娥 9g　砂仁 9g　寸香 0.3g　牛黄 0.1g。

大便秘，加郁李仁 9g；大便臭味过甚，加白芷 9g、薏米 15g；阴道流水过多，加苍术 9g；小便不利，加牛膝 15g、人参灰 9g。

【制法】研末。

【用法】人参烧灰存性，研细，用乳香、没药、寸香、牛黄、石英（醋煅）各适量，共研细末，任选一种处方冲服。

【处方4】朱砂 3g　紫石英 30g（醋煅）　代赭石 15g　蜣螂 3 个　香附 9g　陈皮 6g　乳香 9g　赤石脂 9g　没药 9g　炒灵脂 9g　禹粮石 9g（醋煅）。

癌转移直肠，加郁李仁 9g、菖蒲 30g；癌转移膀胱，加牛膝 9g、海金砂 15g。

【制法】水煎。

【用法】每日 1 剂，分 2 次服。

外用攻坚散：

【处方1】生南星　姜半夏　生川乌各等分。

【制法】研末。

【用法】用醋调，外敷患处。

【处方2】雄黄 3g　铅粉 3g　硇砂 6g　轻粉 3g　没药 3g　乳香 3g　寸香 1.5g　砒石 1.5g。

【制法】研末。

【用法】用醋调，外敷患部。

【处方3】水银 30g　火硝 21g　白矾 24g　雄黄 18g　朱砂 18g。

【制法】共研末升炼成丹。雄黄 3g，轻粉 3g，红粉 3g，枯矾 3g，血竭 3g，乳香、没药各 3g，冰片 3g，寸香 0.9g，加上丹 3g，共研末。蛋清 1 个与上药搅匀，用两个大小适宜的消毒棉球蘸取药末待用。

【用法】先将阴道撑开，用消毒棉球擦拭干净阴道分泌物，再将裹有药末的棉球陆续放入患部，切不可挡住尿道口。每日2次。

【处方4】龙骨4g　珍珠8g　炉甘石7g　琥珀7g　赤石脂4g　血竭2g　象皮5g　冰片2g　钟乳石6g。

【制法】研末。

【用法】外敷患部。

【处方】黄芪30g　当归18g　赤芍9g　红花9g
　　　　炮姜1g　贡胶18g　小蓟炭12g
　　　　甘草6g。

【制法】水煎。

【用法】每日1剂，分2次服。

某患者，先服上方9剂，血即不见；再服收敛剂（生山药、乌贼骨、大贝母各等分，研为细末，代粥食之）15剂，黄水即不见；最后服用健脾补气剂（即补中益气汤和归脾汤两方加减），服完8剂即愈。

【处方】鹿角胶9g　乳香3g　没药3g　泽泻6g
　　　　焦杜仲6g　全蝎1.5g　蜈蚣1条
　　　　乌蛇1.5g　车前子9g　甘草3g。

【制法】水煎。

【用法】每日1剂，分2次服。

【处方】五灵脂9g　　黄柏5g　　知母15g
　　　　生石膏12g　元参15g　沉香6g
　　　　威灵仙6g　　元胡9g　　香附9g
　　　　番泻叶6g　　茯神9g　　大黄12g
　　　　黄芪9g　　　防风9g　　山楂9g。

【制法】水煎。

【用法】每日1剂，分2次服。

【处方】水蛭5g　虻虫1.5g　大黄6g　桃仁9g
　　　　三棱9g　白术9g　　鸡内金9g。

【制法】水煎。

【用法】每日1剂，分2次服。

可配合针灸治疗。取穴：中枢、左右子宫、左
右天枢、石门。

【处方】当归15g　川芎12g　赤芍12g
　　　　红花9g　　桃仁12g　香附15g
　　　　苏木9g　　元胡15g　五灵脂15g
　　　　三棱12g　莪术12g　川军12g

油桂 9g　　鳖甲 12g。

【制法】共为细末，蜜为丸，每丸 6g。

【用法】早、晚各服 1 丸。

【处方】酒军 9g　　元明粉 5g　　桃仁 6g

薏米 30g　　冬瓜仁 15g　　乳香 9g

川芎 9g　　怀牛膝 9g　　二花 15g

当归 12g　　川楝子 9g　　泽泻 6g

白芍 15g　　小茴香 5g　　桂枝 6g

柴胡 6g　　鸡内金 12g　　山药 15g

黄芪 30g。

此方用于精神疲惫，周身不适，腹股沟刺痛，当脐发烧，阴道下淡血水或片状物，大、小便时有下坠感，失眠，自汗，脉沉数无力。

【制法】水煎。

【用法】每日 1 剂，分 2 次服。

可配合外用方：蛇床子 120g 煎汤，洗外阴。

【处方】紫草根 10g。

【制法】水煎。

【用法】每日 1 剂，分 2 次服，服此药时兼服补剂，30 剂见效。

主治妇女绒毛膜上皮癌。

【处方】露蜂房　蝉衣　僵蚕各等分。

【制法】共为细末，蜜为丸，每丸 6g。

【用法】早、晚各服 1 丸。

此方亦可试用于咽癌、乳腺癌、肺癌、舌癌、肠癌。

【处方】生白芍 9g　柴胡 1.5g　昆布 6g

　　　　海藻 6g　香附 6g　白术 6g　茯苓 6g

　　　　当归 6g　蜈蚣 2 条　全蝎 3g。

【制法】水煎。

【用法】每周服二三剂。

服上药可配合使用外用方：轻粉 3g、雄黄 3g、冰片 0.3g、麝香 0.15g、蜈蚣 2 条、黄柏 15g。共为细末，局部外敷。用消毒棉球蘸药末送入阴道穹窿部，每日 1 次，月经期停用。

【处方】淮山药 9g　黄芪 15g　党参 9g

　　　　茜草根 9g　漏芦 12g　白芍 9g

　　　　半枝莲 12g　石燕 15g

　　　　生瓦楞子（打碎）15g。

【制法】水煎。

【用法】每日 1 剂，分 2 次服。

【处方】土茯苓 30g　甘草 3g。

出血加地榆炭 9g

【制法】水煎。

【用法】每日 1 剂，分 2 次服。

【处方】半枝莲 60g　漏芦 30g。

【制法】水煎。

【用法】每日 1 剂，分 2 次服。

【处方】槐娥。

【制法】切薄片。

【用法】每日 9~15g 水煎，当茶饮。

第六节　乳腺癌

【处方】蟹壳 250g。

【制法】用砂锅焙干。

【用法】黄酒送下。每次 3g，每日 3 次。

【处方】冰片　麝香　硼砂　硇砂　三七　樟脑　谷糠各等分。

【制法】共为细末，用鸡蛋清调和成稀糊状，装入油纸袋内，背面刺几个小孔。

【用法】将药袋置疮上，以纸敷之，干则涂之。

【处方】栝楼 30g　当归 15g　乳香 3g　没药 3g
夏枯草 6g　青皮 9g　蒲公英 9g。

【制法】水煎。

【用法】去渣加入陈酒 1 小杯。每日 1 剂，分 3 次饭后服。

【处方】大熟地 30g　鹿角胶 9g　油桂 9g
土贝母 15g　甘草节 3g　麻黄 3g
黑附子 3g　炮姜 3g
白芥子（炒黑）6g。

【制法】水煎。

【用法】每日 1 剂，分 2 次服。

【处方】栝楼 30g　当归 15g　穿山甲 6g
白芷 6g　二花 12g　花粉 6g
贝母 6g　香附 6g　甘草 6g。

【制法】水煎。

【用法】每日 1 剂，分 2 次服。

【处方】元参 12g　香附 9g　川贝母 6g
　　　　青皮 6g　　柴胡 9g　牡蛎粉 9g
　　　　昆布 9g　　海藻 9g　蒲公英 9g
　　　　连翘 9g　　二花 9g　夏枯草 12g
　　　　木香 6g　　乳香 6g　栝楼 15g。

【制法】水煎。

【用法】每日 1 剂，分 2 次服。

【处方】白花蛇舌草 90g　全蝎 6g　薏苡仁 30g
　　　　生甘草 6g。

【制法】水煎。

【用法】每日 1 剂，分 2 次服。

【处方】露蜂房　苦楝子　雄鼠粪各等分　山
羊角(为雄鼠粪 2 倍)。

【制法】共为细末（散剂），亦可为水丸。

【用法】每日 2 次，每次服用 9g。

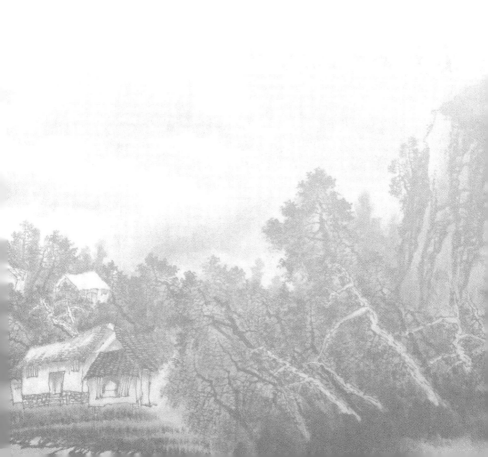

第二部分

张伯刚 验案选

医案一　食道贲门癌

患者男，56岁。

主诉：呃逆、呕吐频作。

病史及症状：某医院确诊为食道贲门癌。患者因惧手术，又不愿放、化疗而就诊。现患者形体消瘦，面色晦暗，口苦便干，呃逆、呕吐频作，舌质紫暗，苔黄厚腻，脉沉细而涩。

诊断：食道贲门癌（气虚夹瘀，肝胃冲逆，湿热秽浊遏脾）。

治则：消补兼施、疏肝和胃、清热利湿健脾。

方药：用山慈姑粉每次15g，每日2次，白开水送服。同时配服参赭抑癌汤加藿香9g、薏苡仁20g、急性子15g、白芝麻30g、伏龙肝120g。

用伏龙肝水煎2次，取汁1 000ml，分2次服，每日1剂。

服药6剂后，患者主要症状缓解，每日能进半流食，精神转佳。此后守方随证化裁，治疗3月余，患者吞咽基本顺利，呃逆、呕吐已不复作，食欲增加，经检查局部病灶改善。

医案二　胃癌

患者女，58岁。

主诉：食后胃疼痛、胀满。

病史及症状：经某医院行胃镜检查，并做病理切片组织活检，诊为胃癌。现患者形体消瘦，食后胃疼痛、胀满，大便燥结，口苦纳呆，舌质紫、光、无苔，脉细涩。

诊断：胃癌（肝气横逆，阴虚挟瘀，克脾犯胃，津枯液涸）。

治则：消补兼施、滋阴柔肝。

方药：用山慈姑粉每次 15g，每日 2 次，白开水送服。并兼服参赭抑癌汤加炒元胡（捣细）9g、制香附（捣）9g、大腹皮 12g、元参 20g、生地 30g、生地榆 15g。

水煎服。每剂连煎 2 次，取汁 1 000ml，早、晚各服 1 次，每日 1 剂。

服药 12 剂，患者饮食增加，精神转佳。守方化裁，坚持治疗 3 个月，患者食后之胃疼痛、胀满和便下黑粪等症状得以控制。6 年来坚持服用山慈姑粉，并随证化裁配服参赭抑癌汤，现病情稳定。

医案三　胃癌

患者男，61岁。

主诉：纳呆。

病史及症状：患者胃癌病史10月余，规律化疗6次。现患者恶心明显，不欲饮食1月余来诊。现患者消瘦体弱，面色晦暗，语低声弱，纳呆，食急则呕，舌质淡，苔黄腻，脉细。

诊断：胃癌（脾胃气虚挟瘀）。

治则：消补兼施、健脾益气。

方药：用山慈姑粉每次15g，每日2次，温开水送服。参赭抑癌汤加党参15g、白术10g、姜半夏10g、佛手5g、焦三仙各10g、竹茹6g、炒苏子9g、当归10g、白芍10g、甘草5g、石斛15g。

水煎服。连煎2次，取汁1 000ml，早、晚各服1次，每日1剂。

连服10剂，患者恶心消失，欲进食。

医案四　胃癌

患者男，48岁。

主诉：食后上腹饮胀。

病史及症状：患者胃癌病史 6 月余，曾手术治疗，术后未用药。现患者一般情况尚可，时觉乏力、口干，食后上腹饱胀，偶有腹痛，间断出现黑便。诊时舌质红，少苔，脉细涩。

诊断：胃癌（气阴耗伤，瘀血内生）。

治则：消补兼施、行气滋阴。

方药：用山慈姑粉每次 15g，每日 2 次，温开水送服。参赭抑癌汤加延胡索 10g、川楝子 10g、乌药 10g、半枝莲 15g、白花蛇舌草 15g、甘草 5g。

每日 1 剂，2 次水煎，取 1 000ml 分服。

7 剂后复诊，上腹饱胀、腹痛症状明显缓解，仍有口干、舌质红、苔薄白、脉细。前方加石斛 10g 继服 7 剂，诸症俱减。继续间断服用参赭抑癌汤与山慈姑粉，病情稳定。

按语： 食道癌和胃癌属祖国医学的噎膈范畴，乃食道和胃腑实质病变。《临证指南医案·噎膈》云："气滞痰聚日拥（壅），清阳莫展，脘管窄隘，不能食物，噎膈渐至矣。"已经阐明了此证病位、病理之关键，本病虽有津液亏涸及脾肾阳虚之别，但阳虚多脾肾阳虚，阴虚多由阴损而及，故"津液干枯"为其主要病机。《素问·阴阳应象大论》云：

"年四十而阴气自半也。"故得此疾者大多为 40 岁以后之人。《伤寒论》旋覆代赭汤为和中降逆之名方，周扬俊、喻嘉言移治膈证甚效。张锡纯仿仲师旋覆代赭汤之义，创制了参赭培气汤，治膈食，哎噎不顺，饮食不下，并有效地验证了活血化瘀在本病中的运用。方药分析：山慈姑粉具有消瘀散结、化痰解毒之功，用于治疗癌肿瘰疬痞积，具直下而不旁达，味薄而无宣发之性，乃消痰散毒之良药。参赭抑癌汤由生赭石（研）30g、人参 15g、生山药 18g、花粉 18g、天门冬 18g、桃仁 9g、红花 6g、蟅虫 9g、三七末（冲）6g、大黄（后下）9g，共 10味药物组成。每剂水煎 2 次，取汁 1 000ml，早、晚 2 次分服。方中人参、山药益气理脾；生赭石、大黄降逆通便；花粉、麦冬清热解毒，养阴生津；桃仁、红花活血化瘀，消肿止痛；大黄和蟅虫配伍有破血逐瘀、消肿散结之功；三七既有止血作用，又有散瘀血、消肿痛作用，能够有效控制癌症恶变。本方消补兼施，标本同治，共奏益气降逆、养阴润燥、散结祛瘀之功，而无苦寒败胃之弊。

医案五　腹痛

患者女，60 岁。

主诉：少腹冷痛 3 日。

病史及症状：少腹冷痛 3 日来诊，食冷食或受凉后加重，腰膝酸冷，白带稀薄量多，纳食，二便正常，舌质淡多津，脉沉细。

诊断：腹痛（寒聚少阴）。

治则：健脾益肾、行气止痛。

方药：

党参 15g　小茴香 10g　山药 10g　茯苓 10g

当归 10g　车前子 10g　白芍 10g　猪苓 10g

元胡 10g　川楝子 10g　台乌 10g　白术 10g

花粉 18g　焦三仙各 10g　黄芪 10g　甘草 5g。

3 剂，每日 1 剂，水煎服。

3 剂后诸症俱减，继服 3 剂痊愈。

按语：《诸病源候论·腹痛病诸候》指出："腹痛者，因腑脏虚，寒冷之气客于肠胃、募原之间，结聚不散，正气与邪气交争相击，故痛。"此例患者年事渐高，脾肾之气渐衰，阳气不足，不能温养脏腑，遂致腹痛。药用党参、白术、山药、茯苓、茴香健脾温阳；元胡、川楝子、台乌、茴香止痛、散内寒；黄芪兼补正气。诸药合用共奏温中补虚、散寒止痛之效。

医案六　膏淋

患者女，51 岁。慢性肾炎 4 年，间歇性蛋白尿 4 年。

主诉：尿如膏状 4 年。

病史及症状：平素乏力，口干多汗，梦多，手足心热，尿如膏状，舌质红，苔少，脉细数。

诊断：膏淋（肾阴不足）。

治则：滋补气阴。

方药：

熟地 10g　丹皮 10g　山药 10g　泽泻 5g

山萸肉 12g　茯苓 10g　桑寄生 10g　黄精 15g

党参 10g　白术 10g　芡实 15g　金樱子 30g

生黄芪 50g　知母 10g　丹参 15g　淫羊藿 10g

白花蛇舌草 15g　棕榈炭 10g　焦三仙各 15g

黑豆水适量为引。

7 剂，每日 1 剂，水煎服。

1 周后复诊，多汗、口干、手足心热症状俱减，仍感乏力，尿浊，舌质红，苔薄白，脉细。

上方加薏苡仁 15g、萆薢 6g、甘草 5g。7 剂继服，诸症明显缓解。

按语：《素问·金匮真言论》："夫精者，身之本也。"说明水谷精微对人体的重要性，五脏对其藏而不泄。蛋白尿属于祖国医学膏淋范畴。五脏中统摄精微物质的关键是脾、肾两脏。肾虚而不藏精，则精气下漏，发生蛋白尿。此患者病久反复不愈，肾虚为本，阴虚则阳亢，阴不敛阳，则生内热，表现为口干、手足心热、多梦等症状，舌质红、苔少、脉细数均为气阴两虚之症。

张老以六味地黄丸为基础方，取其滋阴补肾之意。党参、白术、黄芪益气健脾、助肾固精；黄精、知母归肺、肾经，共奏养阴生津止渴之功，兼滋肾益气，消除口干、手足心热症状；芡实、金樱子、白花蛇舌草、棕榈炭解毒祛浊。二诊时加薏苡仁、萆薢，重在健脾化浊，取得良效。

医案七 消渴

患者女，消渴病 10 年。

主诉：口渴喜饮 10 年，加重 1 周。

病史及症状：口渴喜饮，间断胃脘部灼热疼痛、口苦泛酸，喜冷饮，易生口疮，大便常常干结难解，舌质红，无苔，脉细数。

诊断：消渴（胃肠结热，耗伤津液）。

治则：清胃泻火、养阴增液。

方药：

柴胡 15g　黄芩 9g　半夏 9g　太子参 9g

石膏 10g　知母 10g　生地 9g　黄连 6g

牛膝 9g　栀子 6g　甘草 6g　生姜 3g

大枣 6g。

3 剂显效，继服 7 剂而愈。

按语：《内经》认为五脏不足、情志失调、过食肥甘是消渴的主要病因，强调了体质因素在消渴发病中的重要作用。而胃肠结热，耗伤津液是其主要病机。《内经》云："诸呕吐酸，暴注下迫，皆属于热。"此患者消渴病日久，阴虚较甚，胃火炽盛，则灼热疼痛、口苦泛酸，阳明经循行入齿挟口，则见口舌生疮，肠道热结而便干。柴胡苦平，舒经达气；黄芩、黄连清泄邪热；半夏和胃降逆；石膏、知母清胃热；牛膝引热下行；太子参益气养阴；生姜、大枣和胃生津，肠道津液充沛则大便通畅。张老取小柴胡汤合玉女煎共奏清胃泻火、养阴增液之效，太子参代人参以免过补助热。

医案八　痹证

患者女，68 岁。类风湿性关节炎 10 余年，消渴病 10 年。

主诉：周身疼痛 10 余年，加重 2 日。

病史及症状：周身关节、肌肉酸困疼痛，畏寒，多汗，平素喜食羊肉，舌质红，苔少，脉数。

诊断：痹证（阴阳两虚，寒热并见）。

治则：阴阳并重、寒热兼顾。

方药：

芍药 10g　当归 10g　千年健 10g　海桐皮 10g

桂枝 10g　防己 6g　木瓜 12g　羌活 10g

独活 10g　生黄芪 15g　秦艽 10g　白术 10g

炒杜仲 10g　桑寄生 10g　花粉 18g　知母 10g

鸡血藤 10g　乳香 10g　没药 10g　透骨草 10g

甘草 5g。

5 剂，每日 1 剂，水煎服。

复诊：周身酸困疼痛症状明显缓解，汗少，舌质红，苔薄白，脉数。

前方去知母、花粉，生黄芪加量至30g，加麦冬、五味子各10g。

继服7剂，诸症俱退。

按语： 类风湿性关节炎属祖国医学痹证范畴，多由风寒湿邪注于经络，留于关节，使气血痹阻而成，此患者虽以寒湿痹阻发病，但因病久体虚，肝肾不足，易生内热，又因其兼有消渴，而消渴病则以阴虚为本，加之患者喜食辛热之品，使内热更甚，故见阴阳两虚、寒热并见之象。

张老综其症、舌、脉，以芍药、当归、羌活、独活、秦艽、鸡血藤、千年健等药活血通络、解肌止痛；桂枝祛风散寒、温经通络；防己、木瓜舒经活络；乳香、没药增加止痛之效；杜仲、桑寄生兼补肾气；酌加花粉、知母清虚热，全方阴阳并重，寒热兼顾，共奏良效。复诊时病已去大半，仍有舌红、苔少，留有余热之象，故去知母、花粉，重用黄芪，加麦冬、五味子益气养阴，补其正气御邪，则病体康复。

医案九 眩晕

患者女，80岁。

主诉：头晕2日。

病史及症状：患者2日前无明显诱因出现头晕，测血压170/100mmHg，自行服用硝苯地平缓释片20mg，每日1次，近2日血压控制于130/80mmHg，但仍感觉头晕。今日为求得治疗，就诊于我院。发病以来无头痛、意识障碍、肢体活动不利等症状。现症：头晕，视物模糊，口干、口苦，心烦易怒，饮食尚可，二便正常。舌边红，苔黄，脉弦。

查体：血压140/80mmHg。

诊断：眩晕（肝阳上亢）。

治则：平肝潜阳、清热除湿。

方药：

龙胆草6g　夏枯草10g　黄芩6g　川芎6g

菖蒲10g　茯苓10g　栀子6g　生龙骨30g

生牡蛎30g　桑寄生12g　白术10g

姜半夏10g　天麻10g　黄连6g　竹茹6g

花粉18g。

3剂，水煎服，早、晚各1次。

按语： 眩晕的文献记载首见于《内经》。《素问·至真要大论》认为"诸风掉眩，皆属于肝"，指出眩晕与肝脏密切相关。

张老认为本病为水不涵木，肝阳偏亢。气血上冲于头目，则见头晕；肝主疏泄，主情志，肝失疏泄，情志失疏，则见心烦易怒；肝开窍于目，肝火上炎，则见视物模糊；肝火炼液伤津，则见口干、口苦，所以治疗以平肝潜阳、清热除湿为主。

医案十　汗证

患者女，46岁。1年前行双侧卵巢切除术。

主诉：夜汗多半月。

病史及症状：近半月来常寐中汗出，以头及上半身为主，每夜汗出如洗，汗后觉背冷腹热，睡眠不佳，食欲差，口不知味，大便正常，小便黄赤。舌质红，苔黄腻，脉数细弱。

诊断：盗汗（阴虚内热，邪热郁滞）。

治则：滋阴、清热、止汗。

方药：

当归 10g　生地 10g　熟地 10g　黄连 6g

黄芩 6g　黄精 10g　山萸肉 12g　丹皮 10g

黄芪 10g　五味子 10g　煅龙骨 30g

煅牡蛎 30g　茯苓 10g　泽泻 5g　山药 10g

桂枝 10g　甘草 5g。

每日 1 剂，水煎服。

5 日后复诊，患者诉汗出减少，纳眠较前改善，二便可。上方继服 5 剂，诸症明显改善，后给予六味地黄丸调理，未再复发。

按语： 汗证是由于阴阳失调，腠理不固，致汗液外泄失常的病证，对其辨证应着重辨别阴阳虚实。《景岳全书·汗证》对汗证进行了系统整理，认为自汗属阳虚，盗汗属阴虚。但是张景岳认为："自汗、盗汗亦各有阴阳之证，不得谓自汗必属阳虚，盗汗必属阴虚也。"《医林改错·血府逐瘀汤所治之症目》说："竟有用补气、固表、滋阴、降火，服之不效而反加重者，不知血瘀亦令人自汗、盗汗，用血府逐瘀汤。"由此看出，汗证之病因不止阴阳失调，另可因气虚、火旺、瘀血等所致。此患者口不知味、舌苔黄腻，且头及上半身出汗为主，为上焦火盛，邪热郁蒸，故在六味地黄丸之上加用黄芩、黄连清上焦郁热，汗后背冷腹热属阴阳不调。

方中桂枝、煅龙骨、煅牡蛎调和阴阳，和营敛阴止汗；黄芪固表。诸药合用，邪热散尽，汗证自愈，继以六味地黄以巩固滋阴之效，未再复发。

医案十一　腹胀

患者女，57岁。

主诉：腹胀10余日。

病史及症状：患者于10日前进食寒凉之品后出现腹胀不适，受凉及进食后加重，饥饿时减轻，严重时伴腹痛，偶伴有咳嗽。就诊于村卫生所，给予口服西药治疗（具体药、量不详），症状无好转。为求进一步诊治，特来我院就诊。纳差，眠可，二便调，舌质淡，苔薄白，脉左滑、右沉。

患者曾于2014年、2016年分别在翼城县人民医院及我院行胃息肉切除术，术后无明显不适。

查体：神清，合作，心肺（-），腹部平坦，无压痛及反跳痛，叩诊呈鼓音，肠鸣音正常。

诊断：痞满（脾胃虚弱）。

治则：益气健脾。

方药：

党参15g　白术10g　山药10g　茯苓10g

陈皮 10g　姜半夏 10g　焦三仙各 10g

鸡内金 10g　槟榔 10g　厚朴 10g　枳壳 10g

砂仁 6g　大腹皮 6g　元胡 10g　川楝子 10g

台乌 10g　竹茹 6g　炒苏子 9g　炙甘草 5g

花粉 18g　炒莱菔子 10g 为引。

共 3 剂，每日 1 剂，每日 2 次。

复诊方药：

党参 15g　白术 10g　山药 10g　茯苓 10g

陈皮 10g　姜半夏 10g　焦三仙各 10g

鸡内金 10g　玉片 10g　厚朴 10g　枳壳 10g

砂仁 6g　大腹皮 6g　元胡 10g　川楝子 10g

台乌 10g　竹茹 6g　炒苏子 9g　甘草 5g

花粉 18g　炒莱菔子 10g 为引。

共 3 剂，每日 1 剂，每日 2 次。

按语： 初诊，患者进食生冷之品，损伤脾胃，脾胃虚弱，运化无力，升降失常，故腹胀进食后加重，正符合痞满之虚证。师以四君子汤为主方，补气健脾，兼以理气止痛、消食导滞为治则取得良效。方中党参为君，甘温益气，健脾养胃；臣以苦温之白术，健脾燥湿，加强益气助运之力；佐以甘淡茯苓，健脾渗湿，苓、术相配，则健脾祛湿之功益著；使以炙甘草益气和中，调和诸药。姜半夏、焦三仙、鸡内金化痰消食；槟榔、厚朴、枳壳、大腹皮下气宽中，行滞消胀；苏子、竹茹消痰止咳，润肺宽肠；炒莱菔子引药促效。诸药合用，虚中有补，补中有泻，既达到了预期之功效，又避免了因单纯补腻而导致的壅塞不适。二诊，患者腹胀症状明显好转，腹痛、咳嗽症状消失，舌质淡，苔薄白，左脉略滑，右脉较前有力。病情好转，效不更方，后患者复诊自诉痊愈。

痞满是由于中焦气机阻滞，升降失常，出现以胸腹痞闷、胀满不舒为主症的病证。一般触之无形，按之柔软，压之不痛。病变脏腑主要在脾胃，多属虚证，但临床多见虚实夹杂。虚痞宜调补，并宜疏导。

医案十二　咳嗽

患者男，66岁。

主诉：咳嗽伴胸骨后疼痛20日。

病史及症状：患者于20日前进食油腻之品后出现咳嗽症状，伴咳痰，痰色白、量多，易咳出。自行口服复方甘草片，每次3片，每日3次，症状无好转，且逐渐出现胸骨后疼痛。为求进一步诊治，特来就诊。纳差，眠可，二便调。既往体健。舌质淡，苔白腻，脉滑。

查体：神志清楚，查体合作，肥胖体型，心腹(-)，双肺呼吸音粗，可闻及湿啰音。四肢肌力、肌张力正常，各生理反射存在，病理反射未引出。

诊断：咳嗽(痰湿蕴肺)。

治则：化痰散结、降气止咳。

方药：

姜半夏 10g　　茯苓 10g　　炙冬花 10g

炙紫菀 10g　　僵蚕 6g　　甘草 5g

炒苏子 10g　　前胡 6g　　陈皮 10g

浙贝母 10g　　百部 10g　　蝉衣 6g

炙杏仁 10g　　桂枝 10g　　炒莱菔子 10g 为引。

共 3 剂，每日 1 剂，每日 2 次。

按语：患者进食油腻之品，滋生痰湿，痰湿内停，上犯于肺，肺失宣降，上逆为咳；痰湿内停，日久化瘀，瘀血内停，不通则通，故胸部疼痛；痰湿困脾，脾失运化，升降失常，故纳差；舌质淡，苔白腻，脉滑均为痰湿内停之征象。师以二陈汤为主方，燥湿化痰、理气止咳；加紫菀、冬花、杏仁、苏子、百部，润肺下气、化痰止咳；浙贝母、蝉衣、僵蚕化痰散结；桂枝平冲降气；莱菔子引药下行；炙甘草调和诸药。诸药合用，化痰散结、降气止咳，收效良好。

咳嗽是指肺失宣降，肺气上逆，发出咳声，或咳吐痰液的一种肺系病证。金元时期，刘河间《素问病机气宜保命集·咳嗽》指出咳与嗽有别，"咳谓无痰而有声，肺气伤而不清也；嗽谓无声而有痰，脾湿动而为痰也。咳嗽是有痰而有声，盖因伤于肺气而咳，动于脾湿因咳而为嗽也"。《医学入门·咳嗽》："新咳有痰者外感，随时解散；无痰者便是火热，只宜清之。久咳有痰者燥湿化痰，无痰者清金降火。盖外感久则郁热，内伤久则火炎，俱宜开郁润燥。……苟不治本而浪用兜铃、粟壳涩剂，反致缠绵。"此患者病程20日，属久咳，鉴于舌脉症，辨证为痰湿蕴肺、燥湿化痰为主，后患者复诊痊愈。

医案十三　眩晕

患者女，50岁。

主诉：头晕4年，加重5日。

病史及症状：患者于 4 年前进食油腻之品后出现头晕症状，以头顶蒙重不适为主，时轻时重。多次就诊于村卫生所，反复口服药物治疗（具体药、量不详），症状时好时坏。5 日前无诱因出现上述症状加重，为求进一步治疗，特来就诊。纳差，眠差，二便调，舌质淡，苔白腻，脉滑。

既往高血压病史 5 年，最高血压达 160/100 mmHg，间断口服药物治疗。

查体：神志清楚，体型肥胖，查体合作，头颅五官端正，颈软无抵抗，心、肺、腹（-），四肢肌力、肌张力正常，各生理反射存在，病理反射未引出。

诊断：眩晕（痰浊中阻）。

治则：健脾祛湿、豁痰开窍。

方药：

姜半夏 10g　　白术 10g　　茯苓 10g　　天麻 10g

泽泻 15g　　菖蒲 10g　　远志 10g　　龙胆草 6g

生龙骨 30g　　生牡蛎 30g　　栀子 6g　　菊花 10g

焦三仙各 10g　　甘草 5g　　花粉 18g　　藁本 6g 为引。

共 3 剂，每日 1 剂，每日 2 次。

按语：师曰：眩晕最早见于《内经》，称之为眩冒。张仲景认为，痰饮是眩晕的重要致病因素之一。而《丹溪心法·头眩》中则强调"无痰则不作眩"，提出了痰水致眩学说。《医学正传·眩晕》曰："大抵人肥白而作眩者，治宜清痰降火为先，而兼补气之药；人黑瘦而作眩者，治宜滋阴降火为要，而带抑肝之剂。"该患者体型肥胖，平素嗜食肥甘厚腻之品，滋生痰湿，痰湿内停，困阻脾胃，脾胃运化、升降功能失常，故头晕、纳差。治以清痰降火为主。选用半夏白术天麻汤加减：方中半夏燥湿化痰，天麻化痰熄风，而止头眩，二者合用，为治风痰眩晕之要药。李杲云："足太阴痰厥头痛，非半夏不能疗，眼黑头眩，风虚内作，非天麻不能除。"以白术、泽泻为臣，健脾燥湿，与半夏、天麻配伍，祛湿化痰，止眩之功益佳；菖蒲、远志化湿开胃、开窍豁痰；龙胆草、栀子、菊花清热降火；患者眠差，加用生龙骨、生牡蛎镇静安神；甘草调和诸药。诸药配伍，使风熄痰消，眩晕自愈。后电话随访得知患者已痊愈。

医案十四　梅核气

患者女，45 岁。

主诉：咽部异物感伴胃部不适 20 日。

病史及症状：患者于 20 日前无诱因出现咽部异物感，咽之不下，吐之不出，时轻时重，并伴有胃脘区胀满不适，饭后加重，自行口服消炎药无好转，为求进一步诊治，特来就诊。眠可，小便正常，大便干燥。既往体健。舌质红，苔白厚，脉弦滑。

查体：神志清楚，查体合作，头颅、五官端正，颈部对称，颈软无抵抗，心、肺、腹 (-)，四肢肌力、肌张力正常，各生理反射存在，病理反射未引出。

诊断：梅核气（痰气互阻）。

治则：化痰散结、行气开郁。

方药：

姜半夏 10g　苏梗 10g　茯苓 10g　厚朴 10g

浙贝母 10g　海藻 10g　昆布 10g

焦三仙各 10g　生龙骨 15g　生牡蛎 15g

代赭石 15g　大黄 10g　枳壳 10g　砂仁 6g

大腹皮 6g　花粉 18g　竹茹 6g　陈皮 10g

当归 10g　白芍 10g　炒莱菔子 10g 为引。

共 3 剂，每日 1 剂，每日 2 次。

按语：《金匮要略·妇人杂病脉证并治》记载了脏躁及梅核气两种病证，并观察到这两种病证多发于女性。现代医学认为该病多因情志抑郁而起病，自觉咽中有物梗塞，但无咽痛及吞咽困难，咽中梗塞的感觉与情绪波动有关，在心情愉快、工作繁忙时，症状可减轻或消失，而当心情抑郁或注意力集中于咽部时，则梗塞感觉加重。结合该患者，体形消瘦，性格急躁，症状时轻时重，舌质红，苔白厚，脉弦滑，诊断为痰气互阻型。治以化痰散结、行气开郁。方用半夏厚朴汤加减。方中半夏、茯苓化痰散结；厚朴理气宽中、开郁畅中；浙贝母、海藻、昆布、龙骨、牡蛎软坚散结、消痰；焦三仙消食导滞以祛痰；竹茹、陈皮理气化痰；枳壳、砂仁理气宽中、行滞消胀；大腹皮行无形之滞气并行气宽中；当归、白芍养血柔肝。诸药联合，以达化痰散结、行气开郁之效。3 个月后电话随访，患者已痊愈。

医案十五 泄泻

患者女，51岁。

主诉：恶心伴腹泻1月余。

病史及症状：患者于1月前无诱因出现恶心、腹泻症状，伴腹痛。腹痛即泻，每日腹泻五六次，呈水样便，色黄。恶心欲呕。多次就诊于村卫生所，给予口服药物治疗（具体药、量不详），症状无好转。为求进一步治疗，特来就诊。既往体健。舌质红，苔黄厚，脉滑。

查体：神志清楚，查体合作，头颅五官端正，颈软无抵抗，心、肺（-），腹部平坦，叩诊呈鼓音，肠鸣音亢进，每分钟六七次，脐周压痛（+），四肢肌力、肌张力正常，各生理反射存在，病理反射未引出。

诊断：泄泻（湿热泄泻）。

治则：清热利湿。

葛根10g　黄连10g　黄芩6g　白芍10g

肉桂5g　玉片10g　厚朴10g　枳壳10g

青皮10g　木香6g　焦三仙各10g

鸡内金10g　炒薏苡仁15g　大枣10g

扁豆10g　陈皮10g　姜半夏10g

代赭石 15g　旋覆花 6g　竹茹 6g　甘草 5g

藿香 10g　炒莱菔子 10g 为引。

共 3 剂，每日 1 剂，每日 2 次。

按语：师曰：泄泻是以排便次数增多，粪便稀溏，甚至泻出如水样为主症的病症，多由脾胃运化功能失职，湿邪内盛所致。《素问·至真要大论》曰："暴注下迫，皆属于热。"该患者腹痛即泻，泻如水下，属典型湿热泄泻。选用葛根芩连汤加减，以清热利湿。方中葛根为君药，既能解表清热，又能升清止泻，配伍黄芩、黄连苦寒清热燥湿；同时患者伴有恶心症状，结合症、舌、脉，伴有食滞，加用焦三仙、鸡内金以消食化滞；配以厚朴、枳壳、陈皮、青皮、木香健胃消食、行气燥湿；白扁豆、薏苡仁健脾化湿，利尿消肿；姜半夏、代赭石、旋覆花、竹茹，降气止呕。诸药配伍，以达清热利湿之功效。随访，患者服完药，又据原方自行购买 3 剂，服药后痊愈。

医案十六　崩漏

患者女，75 岁。

主诉：阴道不规则流血 1 日。

病史及症状：患者于 1 日前无诱因出现阴道不规则出血，色红，量中等，未行任何处理，特来诊治。纳差，眠可，二便调。舌质淡紫，苔薄白，脉涩。

子宫肌瘤术后 22 年，平素无相关不适症状。否认其他疾病病史。

查体：神志清楚，查体合作，头颅、五官端正，颈软无抵抗，心、肺、腹 (-)，四肢肌力、肌张力正常，各生理反射存在，病理反射未引出。

诊断：崩漏（瘀血内停）。

治则：补血养阴、行气活血。

方药：

当归 10g　川芎 6g　白芍 10g　熟地 10g

阿胶 12g　茜草 10g　仙鹤草 10g

焦三仙各 10g　鸡内金 10g　槟榔 10g

海螵蛸 10g　元胡 10g　川楝子 10g　台乌 10g

棕榈炭 10g　甘草 5g　炙香附 10g

炒莱菔子 10g 为引。

共 3 剂，每日 1 剂，每日 2 次

按语：师曰：崩漏是月经的周期、经期、经量发生严重失常的病证，其发病急骤，暴下如注，大量出血者为崩；病势缓，出血量少，淋漓不绝者为漏。《傅青主女科》指出："止崩之药不可独用，必须于补阴之中行止崩之法。"金元时期，李东垣在《兰室秘藏》中论崩主脾肾之虚时认为："肾水阴虚，不能镇守胞络相火，故血走而崩也"。师用四物汤补血养阴，兼夹茜草、仙鹤草凉血止血，配以焦三仙、鸡内金、槟榔，消食导滞，改善纳差；元胡、川楝子、香附、台乌行气止痛，收效良好。

医案十七　　胃痛

患者女，74 岁。

主诉：间断胃痛，不欲饮食 1 周。

病史及症状：患者于 1 周前无诱因出现胃痛、不欲饮食症状，呈阵发性，多于进食过饱后加重，饥饿时减轻，自行口服药物治疗（具体药、量不详），症状仍反复发作，特来就诊。精神差，口干，饮食可，腹泻（每日三四次）。舌质红，苔薄，脉弦。既往体健。

查体：神志清楚，查体合作，头颅、五官端正，颈软无抵抗，心、肺（-），上腹部压痛（+），四肢肌力、肌张力正常，各生理反射存在，病理反射未引出。

诊断：胃痛（脾胃虚弱）。

治则：健脾益气。

方药：

党参 10g　白术 10g　山药 10g　茯苓 10g

炙黄芪 15g　陈皮 10g　半夏 10g

焦三仙各 10g　鸡内金 10g　当归 10g

炒薏苡仁 5g　石斛 15g　花粉 18g

代赭石 15g　旋覆花 6g　甘草 5g　厚朴 10g

枳实 10g　砂仁 6g　大腹皮 6g　炒莱菔子 10g。

共 3 剂，每日 1 剂，分早、晚 2 次服用。

按语： 凡由于脾胃受损、气血不调所引起的胃脘部疼痛，称之胃痛，又称胃脘痛。《景岳全书·心腹痛》中指出："痛有虚实，辨之之法，但当察其可按者为虚，拒按者为实；久痛者多虚，暴痛者多实；得食稍可者为虚，胀满畏食者为实；痛徐而缓，莫得其处者多虚，痛剧而坚，一定不移者为实；痛在肠脏中有物有滞者多实，痛在胸胁经络，不于中脏而牵连腰背，无胀无滞者多虚。脉与证参，虚实自辨。"该患者进食后加重，看似为实，却又伴有精神差、口干之症，虚中有实，实中有虚，虚实夹杂。但此实证为脾胃虚弱，运化无力所致，故以四君子汤为主方，健脾益气，兼加焦三仙、鸡内金消食导滞；陈皮、半夏理气化湿；石斛、花粉生津止渴；代赭石、旋覆花降气行水；炒薏苡仁健脾渗湿；厚朴、枳实、大腹皮、炒莱菔子行气泻实。数药并用，共奏良效。后电话回访，患者已痊愈。

医案十八 头痛

患者女，54岁。

主诉：头痛、头蒙1月余，加重2日。

病史及症状：患者于1月前无诱因出现头痛、头部蒙重症状，呈阵发性，发作时间不定，持续时间长短不等，自行口服药物治疗，症状反复发作，且于2日前无诱因出现上述症状加重，为求进一步治疗，特来就诊。舌质淡紫，苔白厚，脉浮涩。

查体：神志清楚，查体合作，头颅、五官端正，颈软无抵抗，心、肺、腹（-），四肢肌力、肌张力正常，各生理反射存在，病理反射未引出。

诊断：头痛（痰瘀互阻）。

治则：活血化瘀、解表散寒、止痛。

方药：

当归 10g　　川芎 6g　　白芷 10g　　细辛 3g

荆芥 6g　　防风 6g　　羌活 10g　　独活 10g

菊花 10g　　蔓荆子 12g　　天麻 10g　　知母 10g

甘草 5g　　泽泻 15g。

共 3 剂，每日 1 剂，分早、晚 2 次服用。

按语： 头痛是指头部经脉绌急或失养，清窍不利所引起的头部疼痛为特征的一种病证。《兰室秘藏·头痛门》云："太阳头痛，恶风而脉浮紧，川芎、羌活、独活、麻黄之类为主，少阳经头痛，脉弦细，往来寒热，柴胡为主；阳明头痛，自汗，发热恶寒，脉浮缓、长实者，升麻、葛根、石膏、白芷为主；太阴头痛，必有痰，苍术、半夏、南星为主；少阴经头痛，三阴三阳经不流行而足寒气逆为寒厥，其脉沉细，麻黄、附子、细辛为主；厥阴头顶痛者，或吐痰沫，厥冷，其脉浮缓，吴茱萸汤主之。"结合症、舌、脉，该患者头痛为瘀血阻滞，又兼有表证，治疗以当归、川芎活血化瘀为主，兼夹白芷、细辛、荆芥、防风、羌活、独活解表、散寒、止痛；菊花、蔓荆子、天麻平肝潜阳、止痛。

诸药合用，以达活血化瘀、解表散寒、止痛之功效。

医案十九　胃脘痛

患者女，46 岁。

主诉：上腹胀痛 1 月余。

病史及症状：患者于 1 月前无诱因出现上腹部胀痛症状，进食后加重，饥饿时减轻，偶伴有恶心。就诊于村卫生所，给予口服吗丁啉片，症状无明显好转。为求进一步治疗，特来就诊。患者纳差，眠可，大便干燥，二三日一行，小便正常。舌质淡，苔少，脉右关沉，余脉平。

查体：神志清楚，查体合作，头颅、五官端正，颈软无抵抗，心、肺（-），上腹部压之不适，四肢肌力、肌张力正常，各生理反射存在，病理反射未引出。

诊断：胃脘痛（脾虚食滞）。

治则：健脾益气、消食除胀。

方药：

党参 15g　白术 10g　山药 10g　茯苓 10g

厚朴 10g　枳壳 10g　砂仁 6g　大腹皮 6g

焦三仙各 10g　鸡内金 10g　玉片 10g

元胡 10g　川楝子 10g　台乌 10g　代赭石 15g

旋覆花 6g　炒苏子 9g　竹茹 6g　陈皮 10g

姜半夏 10g　甘草 5g　大黄 10g

炒莱菔子 10g 为引。

共 3 剂，每日 1 剂，分早、晚 2 次服用。

按语： 由于脾胃受损，气血不调所引起的胃脘部疼痛，称为胃脘痛。胃脘痛的病位在胃，多由饮食不节，嗜食生冷，或忧思、烦恼等因所致气机不畅，从而导致胃的病变。然胃之受纳、腐熟及消化功能，又要依赖于脾气的运化、肝气的疏泄与肾阳的温煦，故胃脘痛一症也与脾、肝、肾的病变有关。结合该患者，腹痛饭后加重，看似实证，实则为脾胃虚弱，运化失调所致，治疗当以健脾益气为主，兼以消食导滞。以四君子汤为主方健脾益气；焦三仙、鸡内金消食导滞；厚朴、枳壳、砂仁、大腹皮、玉片健脾消食、下气宽中；元胡、川楝子、台乌行气止痛；代赭石、旋覆花、炒苏子降逆止呕；竹茹、陈皮、姜半夏清热祛湿；炒莱菔子为引，消食除胀。诸药配伍，共达消食除胀之效。后电话随访，患者已痊愈。

医案二十　虚劳

患者女，60岁。

主诉：甲状腺癌切除术后6月，欲行中医调理。

病史及症状：患者于6月前体检发现甲状腺结节，为明确诊断，2016年9月在山西省肿瘤医院行手术治疗。为求进一步中医调理，特来我院就诊。

刻下症：乏力、气短、尿急、大便干燥，每日一行。舌质红，苔黄腻，脉左沉，右寸、尺沉。

查体：颈部可见一长约5cm的横行手术疤痕，心、肺、腹（-），四肢肌力、肌张力正常，各生理反射存在，病理反射未引出。

诊断：虚劳（脾虚湿盛）。

治则：健脾利湿，兼以温通心阳。

方药：

黄芪30g　生白术9g　党参12g　陈皮10g

厚朴10g　炙甘草6g　苍术10g　枳壳10g

香附6g　栝楼10g　薤白10g　焦三仙各10g。

5剂，每日1剂，水煎200ml，早、晚分服。

按语：患者术后伤正，乏力、气短，舌红、苔黄腻、脉沉，结合症、舌、脉，提示体内有湿，湿邪困阻脾阳，脾失运化，肢体筋脉失养，故乏力；痰湿困阻上焦，心肺受扰，故气短；湿邪困阻，日久伤阳，阳虚不能输布津液，故便干；阳不摄阴，故小便急。辨证为脾虚湿阻。治则：健脾利湿，兼以温通心阳。充分体现了老师的"有是证，用是方，遣其药"的原则。

虚劳又称虚损，是由于禀赋薄弱，后天失养及外感内伤等多种原因引起的，以脏腑功能衰退，气血阴阳亏损，日久不复为主要病机，是以五脏虚证为主要临床表现的慢性虚弱证候的总称。《理虚元鉴·虚证有六因》指出，虚劳"有先天之因，有后天之因，有痘疹及病后之因，有外感之因，有境遇之因，有医药之因"，对引起虚劳的病因做了全面概括。该患者为大病久病之后引起的虚劳，而对于虚劳以补益为治疗基本原则，正如《素问·三部九候论》所说"虚则补之"。在进行补益的同时宜适当配伍行气之药，防止滋腻太过，这样才能收到良效。

医案二十一　淋证

患者女，50岁。

主诉：间断尿中夹砂石伴腰痛半月余。

现症：尿中夹砂石，小便不畅，偶有排尿时突然中断现象，腰部时有疼痛。舌质红，苔薄黄，脉弦。

辅助检查：B超示左肾结石。

诊断：淋证(石淋)。

治则：清热利湿、通淋排石。

方药：

金钱草 10g　海金砂 10g　滑　石 10g　郁金 10g

鸡内金 10g　车前子 10g　云　苓 10g　瞿麦 10g

萹蓄 10g　元胡 10g　川楝子 10g　台乌 10g

甘草 5g　厚朴 10g　枳壳 10g　知母 10g

花粉 18g　炒莱菔子 10g 为引。

共 3 剂，每日 1 剂，每日 2 次。

上方服用 3 剂后患者尿中砂石较前减少，腰痛明显缓解，嘱咐患者多饮水。继续口服原方 5 剂后，患者诉小便通畅，已无不适。

按语：《丹溪心法·淋》认为，"淋有五，皆属于热"。《诸病源候论·淋病诸候》进一步提出："诸淋者，由肾虚而膀胱热故也。"张老认为，该患者湿热下注，煎熬尿液，结为砂石，发为淋证。方中金钱草、海金砂、鸡内金排石消坚；知母、车前子、萹蓄清热泻火，配合金铃子散行气止痛。本案张老用药特色在于选用引药炒莱菔子和花粉，由于湿热日久易耗损阴液，方中用花粉养阴生津，莱菔子通腑泄热。

医案二十二　眩晕

患者女，54岁。

主诉：头晕3日。

现症：头晕头蒙，耳鸣，急躁易怒，腰膝酸软，失眠多梦，纳差，大便偏干，二三日一行。舌质红，苔薄黄，脉细数。

查体：血压190/120mmHg。

诊断：眩晕（阴虚阳亢）。

治则：平肝潜阳、滋养肝肾。

方药：

钩藤10g　　石决明10g　夏枯草10g　菊花10g

菖蒲10g　　远志10g　　生龙骨30g　生牡蛎30g

天麻 10g　桑寄生 12g　竹茹 6g　焦三仙各 10g

鸡内金 10g　砂仁 6g　大腹皮 6g　厚朴 10g

枳壳 10g　炙香附 10g　沉香 6g　藿香 10g

甘草 5g　花粉 18g 为引。

共 3 剂，每日 1 剂，分早、晚 2 次服用。

上方 3 剂后患者诉症状明显缓解，继续服用 5 剂后症状基本缓解。嘱咐患者不适随诊。

按语：《灵枢》云："上虚则眩。""上气不足，脑为之不满，耳为之苦鸣，头为之苦倾，目为之眩。""髓海不足，则脑转耳鸣，胫酸眩冒，目无所视。"该患者长期情志不遂，气郁化火，耗伤肝阴，肝阴虚可下及肾阴，两脏阴液常同亏，不能上滋头目，故头晕目眩。选方用天麻钩藤饮加减予以平肝潜阳、滋养肝肾。郁而化火，肝木乘脾，脾胃运化失职，故纳差、便干。方中焦三仙、鸡内金健脾消食；脾虚生湿，竹茹、砂仁健脾化湿；大腹皮、厚朴、枳壳、香附行气消胀；沉香行气温中。张老善用花粉为引药，引药入足少阴肾经。

医案二十三　盗汗

患者男，60岁。

主诉：盗汗。

病史及症状：感冒后出现夜间汗出，醒来汗止。伴乏力、两颧发红、午后潮热、五心烦热。食纳尚可，小便量少。舌质红，少苔，脉细数。

诊断：盗汗(阴虚火旺)。

治则：滋阴降火。

方药：

当归10g　生黄芪30g　生地10g　熟地10g

黄连6g　黄芩6g　黄柏6g　煅龙骨10g

煅牡蛎30g　五味子10g　焦三仙各10g

党参15克　白术10g　茯苓10g　甘草5g

大枣10g　炒莱菔子10g为引。

共3剂，每日1剂，分早、晚2次服用。

服药3剂后，患者诉出汗明显减轻，自觉腰膝酸软，上方加用杜仲10g、桑寄生10g滋补肝肾。续服5剂后，汗止。

按语：《素问·评热病论》："阴虚者，阳必凑之，故少气时热而汗出也。"该患者感冒后，邪热伤阴，阴液不足，虚火内生，心液被扰，不能自藏而外泄作汗。方选当归六黄汤滋阴降火。方中当归、生地、熟地滋阴养血；黄连、黄芩清心肺之火；黄柏泻相火而兼滋肾水；黄芪益气固表；龙骨、牡蛎、五味子敛汗。脾为后天，肾为先天；脾非先天之气不能化，肾非后天之气不能生，故治疗上佐用党参、白术、茯苓健脾。

医案二十四　耳鸣

患者女，48 岁。

主诉：耳鸣。

现症：声如雷鸣，伴头晕，食纳欠佳，夜眠欠佳，大便偏干。舌质红，苔黄腻，脉弦滑数。

查体：血压 130/80mmHg。

诊断：耳鸣（肝火上炎）。

治则：清火泻肝、透窍熄风。

葶苈子 6g	菖蒲 10g	远志 10g	柴胡 6g
生龙骨 30g	防风 5g	麦冬 10g	细辛 3g
生牡蛎 30g	磁石 15g	菊花 10g	枸杞 10g
山萸肉 12g	甘草 5g。		

共 3 剂，每日 1 剂，分早、晚 2 次服用。

服药 3 剂后耳鸣稍减轻，仍觉夜眠欠佳，上方加用夜交藤 30g、炒枣仁 30g，继续服用 5 剂后，症状消失。

按语：《中藏经》曰："若病非外感，有暴发耳聋者，乃气火上冲，名曰气闭耳聋……" 张老认为，该患者属于肝火上扰，阻塞耳窍证。治则清火泻肝、透窍熄风。方中菖蒲、远志、磁石为张老经验药，专治耳鸣；龙骨、牡蛎重镇潜阳；柴胡疏肝理气；枸杞滋水；菊花涵木。

医案二十五　　泄泻

患者男，46 岁。

主诉：反复腹泻 2 月余。

现症：大便时溏时泻，反复发作，饮食寒凉后即大便次数增多，夹见水谷不化。食纳尚可，夜眠尚可。舌质淡红，苔薄白，脉细弱。

诊断：泄泻（脾胃虚弱）。

治则：健脾益气、渗湿止泻。

党参 15g　　白术 10g　　山药 10g　　茯苓 10g

焦三仙各 10g　　鸡内金 10g　　厚朴 10g

枳壳 10g　槟榔 10g　肉桂 5g　青皮 10g

木香 6g　甘草 5g　炒薏苡仁 15g　小茴香 10g

炒莱菔子 10g 为引。

共 3 剂，每日 1 剂，分早、晚 2 次服用。

上方服用 3 剂后，患者诉腹泻次数减少，每日一两次，二诊时加用肉豆蔻 10g 温中止泻。继续服用 10 剂后诉大便每日 1 次。

按语：《景岳全书·泄泻》曰："泄泻之本，无不由于脾胃。"该患者脾胃亏虚导致腹泻，方选参苓白术散加减。方中党参、白术、茯苓、山药健脾益气、渗湿止泻；加用肉桂、小茴香温中散寒止泻；青皮、厚朴、枳壳行气、消积、导滞；焦三仙、鸡内金消食导滞；炒薏苡仁健脾利湿。张老认为该患者本为脾胃亏虚，治疗予以健脾、利湿、止泻，佐以行气导滞之品。

医案二十六　胃痛

患者男，61 岁。

主诉：胃脘胀满疼痛 1 年余。

现症：胃脘胀满疼痛，神疲乏力，纳差，大便溏薄，夜眠欠佳。舌质淡红，苔薄白，脉迟缓。

1年前胃镜检查示：胃溃疡。

诊断：胃痛（脾气虚）。

治则：健脾益气、行气止痛。

方药：

党参 15g　白术 10g　山药 10g　茯苓 10g

焦三仙各 10g　鸡内金 10g　槟榔 10g　厚朴 10g

枳壳 10g　炙香附 10g　元胡 10g　川楝子 10g

台乌 10g　全栝楼 15g　炙黄芪 15g　扁豆 10g

大枣 10g　甘草 5g　炒莱菔子 10g 为引。

共 3 剂，每日 1 剂，分早、晚 2 次服用。

上方 3 剂后诸症减轻，继服 3 剂后症状消失。

按语：《外台秘要·心痛方》云："足阳明为胃之经，气虚逆乘心而痛，其状腹胀归于心而痛甚，谓之胃心痛也。"该患者年事渐高，素体脾胃虚弱，或饮食不节，饥饱失常，或劳倦过度，忧思日久，或年老体衰，失于调养，则会使脾气亏虚，运化功能失常，导致运化水谷精微及运化水湿功能减弱。方中党参、白术、山药、茯苓健脾益气；焦三仙、鸡内金健脾消食；槟榔、厚朴、枳壳消积导滞。肝与胃是木土乘克的关系，气郁伤肝，肝气横逆，势必克脾犯胃，导致气机阻滞，胃失和降而为痛。元胡行气止痛；香附舒肝行气；全栝楼行气导滞；黄芪、扁豆补气；大枣、甘草调和诸药。

医案二十七　眩晕

患者女，76岁。

主诉：头晕。

现症：头晕、头重，伴恶心、乏力，食纳欠佳，多寐。舌质暗红，苔白腻，脉滑。

诊断：眩晕（痰浊中阻）。

治则：燥湿祛痰、健脾和胃。

方药：

姜半夏 10g　白术 10g　茯苓 10g　天麻 10g

当归 10g　青皮 10g　川芎 6g　炙黄芪 15g

桃仁 10g　红花 6g　地龙 6g　远志 10g

菖蒲 10g　生龙骨 30g　生牡蛎 30g　葛根 15g

菊花 10g　甘草 5g　木香 6g 为引。

共 3 剂，每日 1 剂，分早、晚 2 次服用。

复诊：患者头晕、头蒙较前减轻，仍觉乏力，寐多，食纳欠佳。上方去龙骨、牡蛎，加用焦三仙健脾消食、薏苡仁健脾利湿。继续服用 7 剂后症状明显缓解。

按语：《丹溪心法·头眩》："头眩，痰挟气虚并火，治痰为主，挟补气药及降火药。无痰则不作眩，痰因火动。又，有湿痰者、有火痰者。"张老认为，该患者痰湿中阻，清阳不升，浊阴不降，引起眩晕。方用二陈汤燥湿祛痰，加用桃仁、红花、地龙活血通络。本案的特色是张老用木香作引药，健脾消滞，引药入中焦，加强健脾燥湿之效。

医案二十八　腰痛

患者男，50岁。

主诉：腰酸腰痛4年余，加重2日。

现症：腰酸腰痛，劳累后加重，伴气短乏力，饮食减少，大便质稀。舌质暗红，苔薄白，脉细弱。

查CT示：腰椎间盘突出。

诊断：腰痛（脾肾亏虚）。

治则：健脾温肾。

方药：

生黄芪15g　党参15g　川芎6g　续断12g

木瓜 12g　炒杜仲 10g　菟丝子 10g　桂枝 10g

防己 6g　补骨脂 6g　花粉 10g　鸡血藤 15g

海桐皮 10g　威灵仙各 10g　羌活 10g

独活 10g　炙乳香 10g　炙没药 10g　甘草 5g

焦三仙各 10g　秦艽 12g 为引。

共 3 剂，每日 1 剂，分早、晚 2 次服用。

复诊：患者腰痛较减轻。效不更方，上方黄芪加量为 30g，加用炒白术 10g、升麻 10g 益气升提，以助肾升举。继续服用 7 剂后腰痛明显缓解。未再来诊。

按语：《景岳全书·腰痛》强调肾虚腰痛的多发性，认为"腰痛之虚证十居八九，但察其既无表邪，又无湿热，而或以年衰，或以劳苦，或以酒色所伤，或七情忧郁所致者，则悉属真阴虚证"。张老认为，该患者肾虚腰痛日久，不能温煦脾土，或久行久坐，劳力太过，腰肌劳损，常致脾气亏虚，故气短乏力、饮食减少、大便质稀等。方中黄芪、党参健脾益气、升举清阳；焦三仙健脾消食；续断、杜仲、菟丝子、补骨脂强腰益肾；羌活、独活、威灵仙、鸡血藤、海桐皮、秦艽祛风通络；乳香、没药、甘草活血、通络、止痛。

医案二十九　虚劳

患者女，51岁。

主诉：乏力。

现症：乏力，头晕，气短，食少纳呆，眠差多梦，腹胀便溏。舌质淡红，苔薄白，脉细弱。

辅助检查：血红蛋白 88g/L、红细胞 3.37 × 10^{12}/L、白细胞 3.74 × 10^{12}/L。

诊断：虚劳（脾气亏虚）。

治则：健脾、益气、养血。

方药：

党参 15g　白术 10g　山药 10g　茯苓 10g

当归 10g　川芎 6g　白芍 10g　熟地 10g

阿胶 12g　焦三仙各 10g　鸡内金 10g　玉片 10g

炙黄芪 15g　黄精 15g　扁豆 10g　大枣 10g

台乌 10g　甘草 5g　炒莱菔子 10g、木香 10g 为引。

共 3 剂，每日 1 剂，分早、晚 2 次服用。

复诊方药：

党参 15g　白术 10g　山药 10g　茯苓 10g

当归 10g　川芎 6g　白芍 10g　熟地 10g

阿胶 12g　焦三仙各 10g　鸡内金 10g

玉片 10g　炙黄芪 15g　黄精 15g　扁豆 10g

大枣 10g　台乌 10g　甘草 5g　石斛 15g

炒莱菔子 10g、木香 10g 为引。

　　共 5 剂，每日 1 剂，分早、晚 2 次服用。药后复查，患者已痊愈。

　　按语： 李东垣云："内伤脾胃，乃伤其气。"脾胃元气虚馁，中气不足为本案的主要病机。张老认为，并非见贫血之证就单纯大剂补血，应辨证论治，因人而异。该患者禀赋薄弱，久虚不复而成虚劳，辨证当属气血两亏，病位在脾胃。方中党参、白术、山药、茯苓益气健脾；黄精、黄芪、扁豆气阴双补，增强补气之力；合四物汤滋补肝肾、养血；鸡内金、焦三仙健脾和胃；脾为百骸之母，肾为性命之根，故二诊加石斛予以滋阴补虚，脾肾并补。本案重点在健脾益气、脾肾同治、气血兼补，故难治之贫血得以控制。

医案三十　咳嗽

患者女，82 岁。

主诉：咳嗽、咳痰 1 周。

现症：咳嗽、痰不易咳出，咳嗽无力，饮食差，睡眠尚可，二便正常。

查体：血压 110/80mmHg。神志清，精神尚可。舌质淡，苔薄，脉细弱。

诊断：咳嗽(肺气虚)。

治则：补肺益气、润肺止咳。

方药：

党参 10g　麦冬 10g　　五味子 10g　乌梅 10g

陈皮 10g　半夏 10g　　茯苓 10g　　前胡 10g

百部 10g　炙苏子 10g　桔梗 10g　　紫菀 10g

川贝母 10g　蝉衣 6g　　僵蚕 6g　　花粉 18g

炙冬花 10g　炒莱菔子 10g 为引。

3 剂，水煎服。早、晚各 1 次。患者药后病愈。

按语：《景岳全书·咳嗽》指出："咳嗽之要，止唯二证。何为二证？一曰外感，一曰内伤而尽之矣。"《医学三字经·咳嗽》说："肺为脏腑之华盖，呼之则虚，吸之则满。只受得本然之正气，受不得外来之客气。客气干之，则呛而咳矣。亦只受脏腑之清气，受不得脏腑之病气。病气干之，亦呛而咳矣。"

张老认为，该患者为内邪干肺，肺主气而司呼吸，肺主宣发与肃降。肺气虚，司呼吸及宣发、肃降功能失职，肺气上逆，则见咳嗽；气血不能助痰液排出，则见咳痰无力，不易咳出。脾为生痰之器，肺为储痰之器，痰湿内生困阻脾胃，脾胃升清降浊功能失职，则见饮食差。所以张老在治疗该病时以补肺益气、润肺止咳为主。

医案三十一　　咳嗽

患者男，42 岁。

主诉：咳嗽 3 日。

现症：患者 3 日前出现咳嗽症状，干咳少痰，咽干咽痒，鼻塞，口干。舌淡苔，薄白，脉浮弦细。胸部透视：双肺纹理增粗。

诊断：咳嗽（凉燥伤肺）。

治则：温润止咳。

方药：

党参 10g　麦冬 10g　五味子 10g　陈皮 10g

姜半夏 10g　茯苓 10g　前胡 6g　炙杏仁 10g

炙冬花 10g　炒苏子 9g　川贝母 10g　百部 6g

紫菀 10g　桂枝 10g　甘草 5g　炒莱菔子 10g

为引。

共 3 剂，每日 1 剂，分早、晚 2 次服用。患者服药后诸症消失。

按语：《素问·咳论》认为，咳嗽系"皮毛先受邪气，邪气以从其合也"，"五脏六腑，皆令人咳，非独肺也"。《临证指南医案·咳嗽》："若因秋燥，则嘉言喻氏之议最精。若因于火者，即温热之邪，亦以甘寒为主。"病人秋季发病，咽干少痰、口干，为风燥伤肺，用药当温而不燥、润而不凉为原则。方用杏苏散加减，苏子、杏仁、前胡辛以宣散；紫菀、款冬花、百部、贝母、甘草温润止咳；陈皮、半夏、茯苓燥湿化痰；党参、麦冬、五味子益气敛阴。

再诊，患者咳嗽消失，微有咽痒，再予上方 2 剂，症状消失。

医案三十二　缺乳

患者女，26 岁。

主诉：缺乳 20 余日。

现症：乳汁少，甚或全无，乳房胀硬，有结块，伴有胸胁胀满，情志抑郁，纳差。舌红，脉弦。

诊断：缺乳(肝气郁滞)。

治则：疏肝解郁、通络下乳。

方药：

当归 10g　　川芎 6g　　白芍 10g　　熟地 10g

穿山甲 6g　　王不留 10g　　漏芦 10g　　通草 6g

黑芝麻 30g　　炙黄芪 15g　　大枣 10g　　甘草 5g

青皮 6g　　郁金 10g。

共 3 剂，每日 1 剂，分早、晚 2 次服用。药后患者乳汁已增多。

按语：宋代陈无择《三因极一病证方论》："产妇有两种乳脉不行，有气血盛而壅闭不行者，有血少气弱涩而不行者。虚当补之，盛当疏之。"张老认为，现代人多肝气郁滞，气血亏虚者少。方用下乳涌泉散加减。方中当归、川芎、白芍、熟地养血通络；黑芝麻、炙黄芪滋阴补气；青皮、郁金疏肝理气；穿山甲、王不留、漏芦、通草行气通乳。

3 剂后乳汁增多，嘱其食猪蹄通草汤调养。

医案三十三　　自汗

患者女，52 岁。

主诉：自汗半年余。

病史及症状：患者半年前出现自汗症状，饭后更甚，汗出如洗，白天、夜间均出汗，半年来体重减轻 10kg，手足心热，饮食可，心烦口渴，小便黄，大便干。舌红，脉细数。

诊断：自汗（阴虚内热）。

治则：滋阴泻火、固表止汗。

方药：

当归 10g　生地 10g　熟地 10g　　黄连 6g

黄芩 6g　　黄柏 6g　　生黄芪 30g　桂枝 10g

五味子 10g　煅龙骨 30g　煅牡蛎 30g

山萸肉 12g　甘草 5g　芍药 10g　　大枣 10g

浮小麦 30g 为引。

共 3 剂，每日 1 剂，分早、晚 2 次服用。药后患者自汗明显减轻。

按语：《素问·阴阳别论篇》："阳加于阴，谓之汗。"叶天士《临证指南医案·汗》谓："阳虚自汗，治宜补气以卫外；阴虚盗汗，治当补阴以营内。"张老治汗用当归六黄汤。全方以补阴为主，佐以泻火之药，阴血安定，盗汗自止。方中当归养血，生、熟地黄滋阴，上 3 味养血滋阴；黄芩、黄连、黄柏泻三焦之火；倍用黄芪，固已虚之表；山萸肉滋阴；龙骨、牡蛎固涩止汗；五味子滋阴敛汗；合桂枝汤调和阴阳；以浮小麦为引，甘凉入心。

复诊，患者汗出减少，口干，手足心热，上方加麦冬、花粉滋阴生津。再服5剂。随访患者，汗出明显减轻，嘱其服麦味地黄丸调养。

医案三十四　胸痹

患者男，51岁。

主诉：胸闷心悸3月余。

现症：患者胸闷心悸，活动后气短，胸闷、心悸加重，乏力，纳差，夜间口干，盗汗。舌暗红，苔浊腻、脉细滑。

诊断：胸痹（痰浊壅阻）。

治则：通阳泄浊、豁痰宣痹。

全栝楼15g　薤白10g　三七5g　郁金10g
桃仁10g　红花6g　沉香6g　青皮10g
党参10g　麦冬10g　五味子10g　甘草5g。

共3剂，每日1剂，分早、晚2次服用。

复诊：患者诉胸闷、心悸症状大减，仍有乏力、纳差、盗汗、眠差，舌暗、苔白、脉细。患者胸闷、心悸症状大减，给予生脉饮合二陈汤加减，以益气养阴化痰。

党参 15g　白术 10g　山药 10g　茯苓 10g

麦冬 10g　五味子 10g　三七 5g　陈皮 12g

姜半夏 10g　焦三仙各 10g　甘草 5g。

共 3 剂，每日 1 剂，分早、晚 2 次服用。

随访 1 月，患者乏力减轻，痰少，纳可，胸闷、心悸未发。

按语：《金匮要略》："胸痹不得卧，心痛彻背者，栝楼薤白半夏汤主之。"痰浊盘踞，胸阳失展，故胸闷；气机痹阻不畅，故气短；形体肥胖、咳黏痰、痰多，为痰浊壅阻之征象，故用栝楼薤白半夏汤加减，以通阳泄浊，豁痰开窍。痰浊与瘀血往往同时并见，常与活血化瘀之品合用，故加三七、桃红以活血化瘀；痰瘀常阻滞气机，故加沉香、青皮、郁金理气通络；患者脉细、口干盗汗，加生脉饮以益气、养阴、敛汗。

复诊方中党参、白术、山药、茯苓健脾益气，麦冬、五味子养阴敛汗，三七活血化瘀，半夏、陈皮燥湿化痰，焦三仙开胃消食。

医案三十五　呃逆

患者男，17岁。

主诉：咽部不适1月余，伴呃逆半月。

病史及症状：患者1月前出现咽部不适，少痰而黏，不影响饮食，平素贪食冷饮，半月前出现呃逆症状，影响生活。服"吗丁啉胶囊、奥美拉唑肠溶胶囊"，效果欠佳。纳呆腹胀，伴有恶心。舌苔白厚腻，脉滑。

诊断：呃逆(胃气上冲)。

治则：降逆化痰、益气和胃。

代赭石 15g　旋覆花 6g　炒苏子 9g

胖大海 6g　甘草 5g　大枣 10g　姜半夏 10g

射干 6g　党参 15g　白术 10g　扁豆 10g

陈皮 10g　山药 10g　茯苓 10g　厚朴 10g

焦三仙各 10g　鸡内金 10g　玉片 10g

炒莱菔子 10g 为引。

共5剂，每日1剂，分早、晚2次服用。

按语：《素问·宣明五气》曰："胃为气逆，为哕。"认为呃逆是胃气上逆所致。张老认为，此患者乃胃寒痰阻气逆所致。方用旋覆代赭汤加减。旋覆花性温，下气消痰；代赭石重镇冲逆；六君子汤加山药、扁豆健脾化痰；厚朴、鸡内金、焦三仙、槟榔理气消积；莱菔子引药达病所；胖大海、射干清利咽喉。

随访，患者服药 4 剂后呃逆停止。嘱其服完余药，平素注意饮食，勿食生冷。

医案三十六 虚劳

患者女，75 岁。

主诉：乏力半年余。

病史及症状：患者自诉乏力半年余，平素饮食少，7 日前体检发现中度贫血（Hb 80g/L），大便潜血（-），遂来就诊。症见：乏力，少气懒言，面色㿠白，纳差，大小便可。舌淡苔薄，脉细弱。

诊断：虚劳(气血亏虚)。

治则：补益气血。

方药：

党参 10g　白术 10g　山药 10g　茯苓 10g

当归 10g　白芍 10g　川芎 6g　熟地 10g

焦三仙各 10g　鸡内金 10g　玉片 10g

炙黄芪 10g　黄精 10g　木香 6g　大枣 10g

甘草 5g　炒莱菔子 10g 为引。

共 3 剂，每日 1 剂，分早、晚 2 次服用。

复诊：患者乏力减轻，饮食较前增多，诉夜间睡眠差。再予上方 5 剂，加酸枣仁 30g 养心安神。

三诊：患者乏力明显减轻，纳可、眠可，给予八珍丸口服。

半月后回访，诉 Hb 98g/L。

按语：患者年老体衰，饮食不足，水谷精气不充，使脏腑气血阴阳亏虚日甚，而成虚劳。方用八珍汤。方中党参与熟地相配，益气养血；白术、茯苓健脾渗湿，助人参益气补脾；当归、白芍养血和营，助熟地滋养心肝；川芎活血行气；加玉片、木香、莱菔子，使地、归、芍补而不滞；炙黄芪、黄精补益肺脾；焦三仙、鸡内金健脾消积；大枣、甘草益气和中。

医案三十七　口苦

患者男，48 岁。

主诉：口干、口苦 1 年余。

病史及症状：患者口干、口苦 1 年余，以晨起为甚。平素性格急躁，心情不畅时，口苦加重，今日与人争吵后，口苦、口干加重。食少腹满，二便可。腹部彩超示：胆囊壁粗糙，胆囊壁多发胆固醇结晶，胆总管轻度扩张；肝回声稍密，肝右叶血管瘤可能。

诊断：口苦(肝郁脾虚)。

治则：疏肝健脾、清热祛湿。

方药：

党参 10g　白术 10g　山药 10g　茯苓 10g

陈皮 10g　姜半夏 10g　黄芩 6g　栀子 6g

龙胆草 6g　焦三仙各 10g　花粉 18g　厚朴 10g

柴胡 6g　肉桂 5g　甘草 5g　当归 10g

白芍 12g　炒莱菔子 10g 为引。

共 3 剂，每日 1 剂，分早、晚 2 次服用。

复诊：患者口苦大减，饮食可，腹满减轻，再予上方 3 剂，诸症消失。嘱其调畅情志，定期复查腹部彩超。

按语：《素问·痿论》："肝气热则胆泄口苦。"患者平素性情急躁，使肝失疏泄而气郁化热，肝胆相表里，肝气运行不畅，胆汁不循常道，上溢于口，故见口苦；肝木克土，脾失健运，故纳少腹满。方用小柴胡汤合六君子汤加减。柴胡疏肝解郁；黄芩、栀子、龙胆草清泄肝火；六君子加肉桂温脾祛湿；当归、白芍柔肝养血；花粉清热生津；厚朴、莱菔子行气消积。

医案三十八　眩晕

患者男，57岁。

主诉：头晕3月余，加重5日。

病史及症状：患者3个多月前出现头晕并呈发作性，每次发作3~5分钟，发作时天旋地转，伴有恶心。就诊于某县人民医院，诊断为短暂性脑缺血发作，给予静滴药物（不详）后，症状未减轻。5日前再次出现头晕后晕厥，几秒后好转，随后持续性头昏蒙重。为求诊治，遂来就诊。症见：头昏蒙重，乏力，心中呕恶，眠差多梦，大便溏。舌质暗淡，苔白腻，脉濡。

诊断：眩晕(痰浊瘀阻)。

治则：燥湿祛疾、活血化瘀、重镇安神。

姜半夏10g　白术10g　茯苓10g　天麻10g
当归10g　白芍10g　川芎6g　炙黄芪10g

桃仁 10g　　红花 6g　　地龙 6g　　菊花 10g

菖蒲 10g　　远志 10g　　生龙骨 15g　　生牡蛎 15g

焦三仙各 10g　　泽泻 15g　　甘草 5g。

共 5 剂，每日 1 剂，分早、晚 2 次服用。

复诊：患者诉头晕明显减轻，饮食较前好转，睡眠稍好，舌暗、苔白、脉缓。效不更方，原方 5 剂继服。后随访，患者头晕消失，饮食睡眠可，嘱其少食肥甘厚腻，注意锻炼身体，口服参苓白术丸善后。

按语：张老认为，此病人体型肥胖，素体痰湿，日久成瘀，痰瘀蒙蔽清阳，故眩晕；痰浊中阻，气机不利，故呕恶；瘀阻脑窍，故晕厥；舌质暗淡、苔白腻、脉濡，为痰瘀阻滞所致。方药半夏白术天麻汤合补阳还五汤。半夏燥湿祛痰；白术、茯苓、泽泻健脾祛湿；天麻熄风；菖蒲、远志豁痰开窍；龙骨、牡蛎重镇安神；重用黄芪补气；桃红四物养血、活血、化瘀；地龙增强活血通络之力；菊花清疏郁热。

医案三十九　淋证

患者男，66岁。

主诉：小便涩痛6日。

病史及症状：患者6日前出现小便涩痛，尿色红，心烦，纳呆，乏力，面色少华。舌尖红、苔黄、脉滑数。查：尿潜血（+）。

诊断：淋证(湿热下注)。

治则：清热通淋、凉血止血。

方药：

党参10g　白术10g　炙黄芪10g　茯苓10g

生地10g　竹叶6g　木通6g　滑石10g

白茅根15g　大蓟15g　小蓟15g　茜草10g

甘草5g　棕榈炭10g　为引。

共3剂，每日1剂，分早、晚2次服用。

再诊：患者小便涩痛大减，上方加仙鹤草、泽泻利湿止血。再服5剂，诸症消除。嘱其服归脾丸善后。

按语： 淋之名称，始见于《内经》。《素问·六元正纪大论篇》称为淋秘，并有"甚则淋""其病

淋"等的记载。《金匮要略·五脏风寒积聚病脉证
并治》指出，淋秘为"热在下焦"。《金匮要略·消
渴小便不利淋病脉证并治》描述了淋证的症状：
"淋之为病，小便如粟状，小腹弦急，痛引脐中"。
《诸病源候论·淋病诸候》对本病的病机进行了详细
论述，并将本病的病位及发病机理进行了高度明确
概括："诸淋者，由肾虚而膀胱热故也"。

医案四十 头痛

患者女，41岁。

主诉：左侧头痛半年余，加重3日。

病史及症状：患者半年前出现左侧头痛，呈阵
发性，时轻时重，紧张时或吹风时加重。曾口服止
痛片、伤风胶囊等，效果欠佳。3日前再次加重，
口服伤风胶囊效果欠佳，遂来就诊。

诊断：头痛（风痰瘀阻）。

治则：祛风化痰、活血化瘀。

方药：

当归10g　川芎6g　白芷10g　细辛3g

荆芥6g　防风6g　羌活10g　独活10g

菊花10g　蔓荆子12g　天麻10g　甘草5g

丹参 10g。

共 3 剂，每日 1 剂，分早、晚 2 次服用。

再诊头痛大减，上方再服 3 剂，诸症消失。

按语： 头痛一症，首载于《内经》。《内经》认为，六经病变皆可导致头痛。张老治头风喜用清上蠲痛汤。该方出自明·龚廷贤所著的《寿世保元》，药物组成为：当归、川芎、细辛、羌活、独活、防风、菊花、蔓荆子、苍术、黄芩、麦冬、甘草、白芷。该方对各型头痛都有良效，在运用时结合辨证，稍事加减能增加其疗效。前额、眉棱骨痛加天麻；兼有食积、痰涎壅盛者加法夏、山楂、枳实；头顶痛加藁本、大黄；风入脑髓而痛者加苍耳子、木瓜、荆芥；气血两虚，常有自汗者加黄芪、人参、白芍、生地；对高血压者加石决明、牛膝、钩藤；偏头痛者加全蝎、蜈蚣、僵蚕；治血管性者可加夏枯草、龙胆草、丹参；额窦炎者加金银花、苍耳子。

图书在版编目（CIP）数据

张伯刚临证验方集／ 邹广文，张伯刚主编.—太原：
山西科学技术出版社，2018.8（2020.7 重印）
ISBN 978-7-5377-5772-0

Ⅰ.①张… Ⅱ.①邹… ②张… Ⅲ.①中医临床—经
验—中国—现代 Ⅳ.①R249.7

中国版本图书馆 CIP 数据核字（2018）第 128709 号

张伯刚临证验方集

出 版 人：	赵建伟
主 编：	邹广文　张伯刚
策 划 编 辑：	张延河
责 任 编 辑：	张延河
出 版 发 行：	山西出版传媒集团·山西科学技术出版社
	太原市建设南路 21 号　邮编：030012
编辑部电话：	0351-4922135
投 稿 邮 箱：	121319639@qq.com
发 行 电 话：	0351-4922121
经 销：	全国新华书店
印 刷：	山西人民印刷有限责任公司
开 本：	890 毫米×1240 毫米　1/32
印 张：	7.625
字 数：	120 千字
版 次：	2018 年 8 月第 1 版　2020 年 7 月第 2 次印刷
印 数：	6001-9000 册
书 号：	ISBN 978-7-5377-5772-0
定 价：	28.00 元

本社常年法律顾问：王葆柯

如发现印、装质量问题，影响阅读，请与发行部联系调换。